GUIA DE ALONGAMENTO FACILITADO

GUIA DE ALONGAMENTO FACILITADO
4ª edição

Robert E. McAtee
Jeff Charland

Copyright ©2014, 2007, 1999, 1993 by Robert E. McAtee
Todos os direitos reservados. A reprodução ou utilização deste trabalho por
quaisquer meios agora conhecidos ou inventados no futuro, incluindo
xerografia, fotocópia e gravação, e em qualquer sistema de armazenamento e
recuperação de informação, é proibida sem a permissão por escrito do editor.

Editora gestora: Sônia Midori Fujiyoshi
Produção editorial: Rico editorial
Tradução: Maiza Ide – Fisioterapeuta pela Universidade Estadual de Londrina (UEL)
                Mestre em Ciências pela Faculdade de Medicina da Universidade de São Paulo (FMUSP)
                Doutora em Reumatologia pela FMUSP
                Pós-Doutora em Reumatologia pela Universidade de Cantabria (Espanha)
Diagramação: Rafael Zemantauskas
Revisão: Renata Siqueira Campos
Capa: Rubens Lima

CIP-BRASIL. CATALOGAÇÃO NA PUBLICAÇÃO
SINDICATO NACIONAL DOS EDITORES DE LIVROS, RJ

M429g
4. ed.

McAtee, Robert E.
Guia de alongamento facilitado / Robert McAtee, Jeff Charland ; [tradução Maiza Ide]. - 4. ed. - Barueri [SP] : Manole, 2019.
200 p. ; 27 cm.

Tradução de: Facilitated stretching
Inclui bibliografia e índice
ISBN 9788520451427

1. Exercícios de alongamento. 2. Alongamento (Fisiologia). 3. Sistema musculoesquelético (Anatomia). I. Charland, Jeff. II. Ide, Maiza. III. Título.

19-56478   CDD: 611.73
                                            CDU: 611.73

Vanessa Mafra Xavier Salgado - Bibliotecária - CRB-7/6644

Todos os direitos reservados.
Nenhuma parte deste livro poderá ser reproduzida, por qualquer processo,
sem a permissão expressa dos editores.

É proibida a reprodução por xerox.
A Editora Manole é filiada à ABDR – Associação Brasileira de Direitos Reprográficos.

Edição – 2019

Editora Manole Ltda.
Avenida Ceci, 672 – Tamboré I 06460-120 – Barueri – SP – Brasil
Tel.: (11) 4196-6000
www.manole.com.br
https://atendimento.manole.com.br/

Impresso do Brasil I *Printed in Brazil*

À minha esposa Trina, que amorosamente me incentivou a escrever, mesmo à custa do tempo que poderíamos ter passado juntos.

Sumário

Prefácio ix
Agradecimentos xi

PARTE I OS PRÉ-REQUISITOS

Capítulo 1 Compreensão dos princípios básicos do alongamento 3
Tecidos moles afetados pelo alongamento 3
Interações musculares 6
Contrações musculares 7
Reflexos relevantes para o alongamento facilitado 7
Tipos de alongamento 9
Diretrizes para o alongamento 12
Resumo do capítulo 14

Capítulo 2 Foco no alongamento facilitado 15
História da FNP 15
Base da FNP: movimento espiral-diagonal 16
Técnicas de alongamento da FNP 16
Diretrizes para o alongamento facilitado 20
Sequência detalhada para o alongamento facilitado 23
Considerações de segurança para o alongamento facilitado 24
Resumo do capítulo 26

Capítulo 3 Uso dos padrões em espiral-diagonal da FNP 27
Quando e por que usar alongamentos em padrão espiral 27
Aprendizado dos padrões por meio do movimento livre 28
Alongamento facilitado com uso dos padrões 33
Alongamentos de membros inferiores com uso dos padrões 34
Alongamentos de membros superiores com uso dos padrões 39
Exercícios de fortalecimento com uso dos padrões 46
Resumo do capítulo 55

PARTE II ALONGAMENTOS

Capítulo 4 Alongamentos para tronco e pescoço 59
   Oblíquos do abdome   62
   Região lombar   64
   Trapézio superior   75
   Esternocleidomastóideo   78
   Escalenos   80
   Suboccipitais   83
   Levantador da escápula   85

Capítulo 5 Alongamentos para o membro inferior.. 87
   Extensores do quadril   88
   Flexor de quadril   95
   Rotador lateral de quadril   98
   Rotadores mediais do quadril   102
   Abdutores do quadril   105
   Adutores do quadril   109
   Extensores do joelho   113
   Flexores plantares do tornozelo   117
   Dorsiflexores do tornozelo   122
   Flexores dos artelhos   124
   Extensores dos artelhos   127
   Eversores do tornozelo – grupo fibular   131
   Inversores do tornozelo   132

Capítulo 6 Alongamentos para o membro superior.. 133
   Manguito rotador   134
   Estabilizadores da escápula   142
   Outros músculos que movem o membro superior   148
   Cotovelo   154
   Punho e mão   159
   Pronadores e supinador   164

Capítulo 7 Rotina de alongamentos para atividades específicas..................................... 169
   Sequência a ser realizada diariamente   170
   Ciclismo   172
   Golfe   174
   Hóquei no gelo   176
   Corrida   178
   Natação   180
   Esportes que envolvem arremessos e raquetes   182
   Articulações "enferrujadas"   184

Apêndice: Termos anatômicos   187
Referências bibliográficas   195
Índice remissivo   197
Sobre os autores   200

Prefácio

Bem-vindo à quarta edição de *Guia de alongamento facilitado*! Agradecemos o apoio de nossos mais de 100 mil leitores, que continuaram nos dando seu *feedback* sobre como tornar o livro mais útil para fisioterapeutas, treinadores, técnicos e atletas de todas as classes e níveis de habilidade. Se você é um atleta bem-sucedido ou está apenas começando um programa de condicionamento, verá que o uso regular do alongamento facilitado irá ajudá-lo a melhorar sua flexibilidade e coordenação, o que pode ajudar a melhorar o prazer global do esporte escolhido por você. Se você é um terapeuta manual, massoterapeuta, treinador desportivo, *personal trainer*, médico desportivo ou treinador, você encontrará aqui informações valiosas e técnicas para otimizar a flexibilidade, a coordenação e o desempenho de seus atletas.

Depois de analisarmos o *feedback* dos leitores, reorientamos esta quarta edição de modo a refletir melhor o contínuo interesse no treinamento para otimizar a função e considerar as crescentes pesquisas sobre o papel da fáscia na transmissão das forças produzidas durante o alongamento aos músculos e tecido conjuntivo adjacentes. Para este fim, agrupamos os alongamentos por articulação, com menos ênfase em músculos específicos.

Você encontrará mais de 20 tabelas, 50 ilustrações e 250 fotografias ilustrando os exercícios de alongamento e fortalecimento. Para melhorar a sua compreensão, adicionamos elementos gráficos a fotos específicas que mostram os músculos sob a pele. Além disso, colocamos setas estilizadas nas fotos de alongamentos específicos para auxiliar na visualização da direção ou manutenção da força isométrica pelo paciente e terapeuta.

ORGANIZAÇÃO

Esta edição é dividida em duas partes. A Parte I tem três capítulos. O Capítulo 1 estabelece as bases para a compreensão dos fundamentos do alongamento. Explicamos quais tecidos moles estão sendo alongados, examinamos o papel dos reflexos no alongamento, discutimos as diretrizes para qualquer tipo de alongamento e descrevemos uma variedade de técnicas de alongamento. No Capítulo 2, focalizamos no alongamento facilitado, discutimos a história do desenvolvimento da facilitação neuromuscular proprioceptiva (FNP), a evolução do alongamento facilitado e nossa compreensão atual da neurofisiologia subjacente à eficácia do alongamento facilitado, além de fornecer uma descrição detalhada da aplicação desta técnica. No Capítulo 3, analisamos em profundidade os padrões em espiral diagonal da FNP e como eles são usados em uma variedade de atividades de movimento. Discutimos o uso dos padrões como parte de exercícios de aquecimento dinâmico e como usá-los no alongamento facilitado para melhorar a flexibilidade ao acionar simultaneamente grupos musculares sinérgicos. Discutimos também e demonstramos como incorporar os padrões em espiral-diagonal a sessões de exercício para otimizar seu treinamento funcional.

Na Parte II, mostramos, passo a passo, como alongar os principais grupos musculares. Nesta edição, caracterizamos 64 alongamentos com o auxílio de um terapeuta e 50 autoalongamentos. Nas versões anteriores, mostramos principalmente os alongamentos com o auxílio de um parceiro sendo realizados em uma maca de tratamento. Desta vez, adicionamos novas fotografias e descrições para demonstrar muitos alongamentos em configurações não terapêuticas (p. ex., sobre um *mat* de exercícios, em um banco de musculação ou em uma cadeira) para mostrar como os alongamentos podem ser feitos em uma variedade de locais – em casa, na academia, durante viagens e assim por diante.

O Capítulo 4 aborda o tronco e o pescoço; o Capítulo 5 foca no membro inferior; e o Capítulo 6 detalha alongamentos para o membro superior. O Capítulo 7 consiste em rotinas de alongamento para atividades específicas. Como nas edições anteriores, essas rotinas são para corrida, golfe, natação, esportes que envolvem arremesso e raquete, ciclismo, alongamentos diários e para articulações "enferrujadas". Em resposta a muitos pedidos, adicionamos uma rotina de alongamento para o hóquei no gelo.

Adicionamos ainda um apêndice à quarta edição que apresenta uma visão geral dos planos anatômicos de movimento, termos anatômicos e tipos de articulações. Esta informação é útil para leitores não familiarizados com estes termos e também como uma revisão rápida para aqueles que estudaram isso há bastante tempo e podem estar se sentindo um pouco sem prática.

NOTAS FINAIS

Lembramos que, antes de iniciar qualquer programa de exercício ou condicionamento, os leitores devem ter a prudência de consultar seus médicos. Tomamos cuidado para garantir que as informações fornecidas neste livro são precisas, mas o conhecimento médico está em constante mudança. Conforme novas informações são disponibilizadas, tornam-se necessárias mudanças no tratamento, nos equipamentos e nos procedimentos.

Esperamos que o conhecimento e a experiência coletiva que destilamos nestas páginas sejam uma adição valiosa ao seu estilo de vida ativo e esperamos continuar nossa interação com você por meio de todas as formas de comunicação, incluindo e-mail, correio tradicional e redes sociais.

Agradecimentos

O processo de escrita é uma tarefa solitária, muitas vezes realizada tarde da noite, no início da manhã ou durante os blocos de tempo extraídos do "tempo de lazer". Por outro lado, transformar 50 mil palavras escritas em um livro demanda o esforço de muitas pessoas durante um longo período.

Tenho uma dívida de gratidão para com meus clientes e estudantes por seu apoio e encorajamento ao longo dos anos, e por manter o trabalho interessante e desafiador todos os dias.

Antes de começar a trabalhar nesta quarta edição de *Guia de alongamento facilitado*, solicitei a alguns colegas que revisassem cuidadosamente a terceira edição e oferecessem sugestões para melhorar o livro. Agradeço sinceramente o *feedback* de David MacDougall, Charles McGrosky, Laura Allen, John Sharkey e Patrick Gravel – seus comentários e sugestões ajudaram a moldar o manuscrito preliminar.

Depois que o manuscrito para esta edição estava pronto, tive a sorte de recrutar o retorno de mais dois colegas. Patrick Ward e Joe Gallo gentilmente forneceram anotações detalhadas, comentários e referências que melhoraram significativamente o conteúdo e a organização do livro.

Muito obrigado à minha equipe editorial de aquisições: Loarn Robertson, Michelle Maloney e Amy Tocco. Eles guiaram os estágios iniciais do livro, ajudando a delinear nossas metas para o leitor e, em seguida, focar o conteúdo para alcançar essas metas.

Amanda Ewing foi minha editora de desenvolvimento e foi um prazer trabalhar com ela. Seus olhos afiados, sua atenção aos detalhes e suas sugestões para melhorar a organização e o conteúdo do livro tiveram um impacto enorme sobre o produto final. Ela também foi sensível tanto às minhas viagens quanto aos meus horários de aula ao definir prazos, agendar fotos, e lidar com a diversidade de detalhes de produção que são necessários para a produção de um livro como este.

Durante a semana de produção de fotos, tive a sorte de trabalhar com uma excelente equipe, que incluiu: Gregg Henness, diretor de vídeo; Doug Fink, supervisor de roteiro; Amy Rose, operador de câmara; Bill Yauch, operador de câmara; e Roger Francisco, microfonista e gravador de som. Joyce Brumfield, assistente de produção visual, recrutou os modelos e coordenou os adereços. Neil Bernstein, fotógrafo da HK, criou uma atmosfera positiva e animada enquanto tirávamos mais de 1.500 fotos em dois dias e meio de trabalho. Nossos modelos nessa semana (Rebekah Hopkins, Abraham Jones e Jennifer Rapp) foram ótimos profissionais durante os longos dias de filmagem, concordando alegremente em tirar mais uma ou "a última" foto para ter certeza de que conseguiríamos o que precisávamos.

Também agradeço a dedicação e o trabalho árduo de toda a equipe da Human Kinetics que participou do desenvolvimento, produção e comercialização deste livro.

PARTE I

Os pré-requisitos

Nesta parte, abordam-se as informações fundamentais necessárias para desfrutar plenamente do trabalho de alongamento.

No Capítulo 1, discutem-se as diretrizes gerais para todos os tipos de alongamento, incluindo uma revisão dos tecidos moles afetados, tipos de músculos e reflexos relacionados com o alongamento. Também se descreve brevemente uma variedade de técnicas de alongamento, além do alongamento facilitado.

O Capítulo 2 examina a história e o desenvolvimento da facilitação neuromuscular proprioceptiva (FNP), seu foco na natureza espiral-diagonal do movimento e a expansão das técnicas de alongamento da FNP, além da fisioterapia para ambientes clínicos, centros de treinamento e academias.

O Capítulo 3 apresenta uma visão geral dos padrões em espiral-diagonal desenvolvidos na FNP. Segue-se uma progressão natural que inclui aprender os padrões como exercícios de movimento livre e, em seguida, incorporá-los a aquecimentos dinâmicos. Aborda-se em detalhes o uso desses padrões tridimensionais no alongamento facilitado e conclui-se com a incorporação deles a programas de treinamento de força usando faixas elásticas resistivas, sistemas de polias de parede e equipamentos baseados em cabos.

Capítulo 1

Compreensão dos princípios básicos do alongamento

A compreensão da fisiologia do alongamento se ampliou como resultado dos avanços nas pesquisas sobre o assunto. Tradicionalmente, as explicações sobre os benefícios do alongamento eram baseadas em um modelo mecânico que propõe que o alongamento aumenta o comprimento do músculo. A maior parte das teorias usando o modelo mecânico de alongamento é baseada nas propriedades viscoelásticas do tecido muscular. A deformação viscoelástica (alterações no comprimento do músculo em razão do alongamento) pode ser decorrente do relaxamento da tensão ou da deformação. O relaxamento da tensão se refere ao declínio gradual na tensão observado em um músculo quando ele é mantido em uma posição alongada (como no alongamento estático). A deformação ocorre quando um músculo se alonga em resposta a uma força de alongamento constante (Alter, 2004). Outras teorias afirmam que o alongamento resulta na deformação plástica (permanente) dos tecidos; no aumento dos sarcômeros que leva ao aumento do comprimento muscular; e no relaxamento neuromuscular por via reflexa (Weppler e Magnusson, 2010).

As pesquisas sobre os efeitos mecânicos propostos do alongamento, em sua esmagadora maioria, não apoiam esse modelo. Atualmente, a teoria mais aceita para os efeitos do alongamento é a teoria sensorial. Esta teoria sugere que o aumento da amplitude de movimento (ADM) articular após exercícios de alongamento resulta de uma mudança na tolerância ao alongamento do paciente, possibilitando maior ADM (Weppler e Magnusson, 2010). Como os pesquisadores continuam estudando os efeitos das várias modalidades de alongamento em uma tentativa de entender o que realmente acontece, acredita-se que é importante incluir o alongamento como um componente valioso de um programa de saúde e condicionamento físico global.

Neste capítulo, observam-se alguns dos elementos do alongamento, incluindo tecidos moles, tipos de contrações musculares, reflexos de estiramento e diferentes técnicas de alongamento.

TECIDOS MOLES AFETADOS PELO ALONGAMENTO

Nos últimos anos, tem havido uma explosão de pesquisas sobre as estruturas dos tecidos moles do corpo. Estes achados têm ampliado e aprofundado significativamente a compreensão que se tem da estrutura e da função destes tecidos. Estas pesquisas também causaram uma mudança na maneira como se vê o sistema musculoesquelético, como os vários tecidos moles interagem entre si, e o que acontece quando se realizam atividades simples, como um alongamento.

As seções a seguir começam com as descrições clássicas de cada tecido. Em seguida, se expandem de modo a incluir uma visão ampla das novas informações que aumentam a compreensão geral que se tem sobre os papéis dos tecidos no alongamento e como eles são afetados por esse alongamento.

Tecido conjuntivo

O tecido conjuntivo é o bloco de construção de todos os tecidos moles. É composto por fibras colágenas e elásticas embutidas em uma matriz extracelular gelatinosa que geralmente atua como um lubrificante. O tecido conjuntivo pode ser categorizado como frouxo ou denso e como regular ou irregular, dependendo da sua composição.

O colágeno é a proteína mais abundante do corpo e o principal componente estrutural da maior parte dos tecidos moles. Ele apresenta uma excelente resistência à tração e é relativamente inextensível. As fibras elásticas do tecido conjuntivo se enrolam e desenrolam como uma mola, e ajudam o tecido esticado a voltar à sua forma original. A proporção de colágeno e fibras elásticas nos diferentes tecidos varia, dependendo se eles precisam de mais força ou mais elasticidade.

Fáscia

Nos livros de anatomia tradicionais, a fáscia é considerada principalmente um invólucro, composto por tecido conjuntivo denso que protege e separa estruturas "importantes", como músculos, tendões, ligamentos e órgãos (Figura 1.1).

De acordo com Langevin e Huijing (2009), "a fáscia engloba tecidos conjuntivos frouxos e densos, superficiais e profundos, múltiplos e de camada única" (p.1). Eles descrevem e definem 12 tipos diferentes de fáscia e recomendam que, ao se discutir fáscias, seja especificado o tipo, caso contrário corre-se o risco de equiparar a fáscia ao tecido conjuntivo em geral. Langevin e Huijing dizem que falar em termos não específicos sobre a fáscia "atrapalha" as definições simples de tendões e ligamentos que ainda são úteis para o iniciante na área. No entanto, tal cautela não impede que se reconheça que tendões e ligamentos podem comumente se misturar à fáscia e, em particular, que podem se tornar 'fasciais' perto de seus locais de inserção" (p.5).

Por causa das intensas pesquisas sobre a fáscia nos últimos anos, Myers se referiu a ela como "a Cinderela dos tecidos do corpo que finalmente está recebendo o que lhe é devido" (Myers, 2011, p.58). A fáscia é composta por vários tipos de tecido conjuntivo que cercam e conectam cada músculo e cada órgão, formando uma continuidade em todo o corpo. A fáscia varia em forma, densidade e espessura, de acordo com sua localização no corpo e com o estresse funcional imposto sobre ela. Embora os anatomistas tradicionais acreditassem que a fáscia era apenas uma forma passiva de tecido conjuntivo, sabe-se agora que ela tem a capacidade de se contrair e relaxar, que contém órgãos sensoriais, como proprioceptores e mecanorreceptores, e que é bem inervada. Quando se realiza uma atividade qualquer, seja ela de fortalecimento ou de alongamento, se está afetando e sendo afetado pelos tecidos fasciais e só se pode separá-los artificialmente de músculos, tendões e ligamentos.

Ligamentos

Na anatomia clássica, os ligamentos são definidos como faixas fibrosas de tecido conjuntivo denso que unem ossos entre si – isto é, os ligamentos mantêm as articulações unidas. Os ligamentos são compostos sobretudo por feixes de colágeno em paralelo, com uma mistura de fibras elásticas e fibras colágenas finas entrelaçadas. Esta disposição produz um tecido que é flexível o suficiente para possibilitar a liberdade de movimento na articulação e forte o suficiente para resistir às forças de alongamento.

Os ligamentos são tradicionalmente descritos como estando em paralelo com os músculos. Sua função é fornecer suporte à articulação no extremo de sua amplitude de movimento (Figura 1.2).

Conforme se aprofundou a compreensão do papel da fáscia em todo o corpo nos últimos anos, muitas das explicações clássicas estão sendo desafiadas. O osteopata e anatomista holandês Jaap van der Wal publicou uma pesquisa que examina o corpo de uma perspectiva arquitetônica, em vez da perspectiva típica de dissecção anatômica (2009). Com base em suas observações durante dissecções cuidadosas, ele descreve os ligamentos como contínuos com o manguito fascial em que os músculos atuam; portanto, considera-se que estão em série com o tecido muscular, e não como entidades paralelas, mas separadas. Os ligamentos parecem fornecer apoio à estrutura articular em toda a ADM da articulação. Van der Wal cunhou o termo *dynament* ("ligamento dinâmico") para descrever mais claramente a função dos ligamentos que formam as articulações sinoviais (Figura 1.3).

Mesmo que a compreensão da estrutura e da função dos ligamentos se amplie de modo a incluir este ponto de vista arquitetônico da transmissão de forças através das articulações, deve-se ainda ser cauteloso com o alongamento. O tecido ligamentar tem uma proporção diferente de colágeno e fibras elásticas do que o tecido dos tendões. Os ligamentos fornecem a maior parte da resistência ao movimento no extremo de uma ADM articular. Se forem repetidamente sobre-

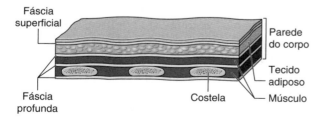

FIGURA 1.1 A fáscia superficial fica logo abaixo da pele. A fáscia profunda é uma lâmina contínua de tecido conjuntivo denso, irregular, que interpenetra e envolve músculos, ossos, nervos e vasos sanguíneos do corpo.

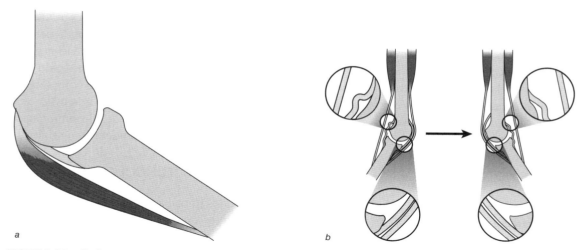

FIGURA 1.2 Os ligamentos são tradicionalmente descritos como (a) dispostos em paralelo aos músculos e (b) atuando principalmente quando sob tensão no final da amplitude de movimento de uma articulação.

Reimpresso, com permissão, de J. Van der Wal, 2009, "The architecture of the connective tissue in the musculoskeletal system – an often overlooked functional parameter as to proprioception in the locomotor apparatus," *International Journal of Therapeutic Massage & Bodywork* 2(4): 9.23.

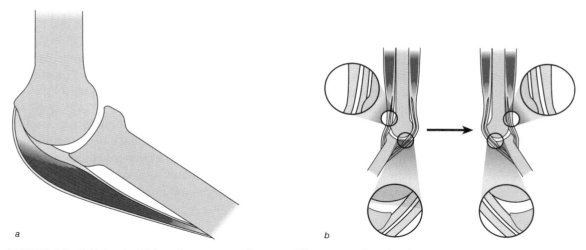

FIGURA 1.3 (a) Van der Wal cunhou o termo *dynament* ("ligamento dinâmico") para descrever músculos e ligamentos que seguem dispostos em série entre si. (b) O *dynament* está sob tensão e fornece apoio em todas as posições articulares.

Reimpresso, com permissão, de J. Van der Wal, 2009, "The architecture of the connective tissue in the musculoskeletal system – an often overlooked functional parameter as to propriocepttion in the locomotor apparatus," *International Journal of Therapeutic Massage & Bodywork* 2(4): 9.23.

carregados, eles perdem sua capacidade de retornar ao comprimento normal e estabilizar a articulação. Isso cria uma frouxidão articular e é a base para lesões articulares.

Tendões

À luz da discussão sobre as fáscias na seção anterior, deve-se reconhecer que esta discussão sobre os tendões como estruturas separadas é meramente uma ficção conveniente para ajudar a entendê-los. Os tendões unem os músculos aos ossos. Segundo a anatomia tradicional, os tendões são formados por feixes de fibras colágenas acondicionadas próximas umas das outras que atuam em paralelo com o músculo e em sua direção de tração. A principal função dos tendões é transmitir as forças de contração dos músculos aos ossos, produzindo o movimento.

A estrutura de muitos tendões tem uma configuração ondulada (enrugada), conferindo-lhes propriedades elásticas que lhes possibilitam atuar como molas (isto é, elas podem armazenar energia quando esticadas e liberá-las quando retornam). Embora os tendões tenham essas propriedades elásticas, uma vez que a ondulação tenha sido esticada e o tendão retesado, eles não são projetados para continuar esticando. Assim, deve-se ter cautela para não sobrecarregá-los.

Músculos

O tecido muscular é constituído por proteínas contráteis estreitamente ligadas, chamadas miofibrilas, que têm a capacidade de se encurtar, fazendo o músculo se contrair. Esta força de contração é transmitida aos músculos pelos tendões, que tracionam os ossos a fim de produzir o movimento.

Os músculos são classificados em três tipos principais: liso, cardíaco e esquelético. O principal interesse na discussão do alongamento e do fortalecimento é o músculo esquelético.

Os músculos esqueléticos se conectam aos ossos por meio dos tendões (e fáscia do músculo) e atuam como motores ou estabilizadores. Os músculos esqueléticos estão sob controle consciente e, às vezes, são chamados de músculos voluntários.

O tecido muscular (Figura 1.4) é constituído por fibras musculares individuais, cada uma envolvida por uma camada de tecido conjuntivo chamada endomísio. Grupos dessas fibras individuais, chamados fascículos, são envolvidos e mantidos unidos por uma segunda camada de tecido conjuntivo, chamada perimísio. Por fim, feixes de fascículos são envolvidos e mantidos unidos por uma terceira camada de tecido conjuntivo chamada epimísio (parte da rede completa da fáscia profunda). O epimísio em torno de todo o músculo converge em cada extremidade do ventre muscular formando os tendões, que prendem o músculo aos ossos.

INTERAÇÕES MUSCULARES

Os músculos trabalham juntos para produzir movimento ou manter a postura. Os músculos podem ser categorizados em grupos – agonistas, antagonistas e sinergistas – de acordo com sua função na obtenção de resultados específicos (Figura 1.5). Estas categorias são outra construção artificial, uma vez que os músculos são conectados entre si por fáscias e interagem uns com os outros durante qualquer atividade de movimento.

- Os músculos agonistas, também chamados motores primários, são os principais músculos envolvidos na produção de um movimento específico em uma articulação. Por exemplo, o bíceps flexiona o cotovelo e é considerado o agonista para este movimento.
- Os antagonistas são definidos apenas em relação aos agonistas. Os músculos antagonistas atuam em oposição ao movimento produzido pelos músculos agonistas. Como os músculos podem produzir somente uma força de tração, uma vez con-

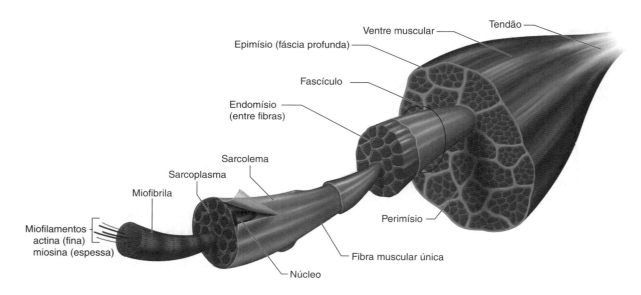

FIGURA 1.4 O músculo esquelético é composto por feixes de feixes de fibras.

traídos eles precisam de uma força externa para retorná-los ao seu comprimento de repouso. Por esta razão, agonistas e antagonistas normalmente são encontrados em pares que produzem flexão e extensão, adução e abdução ou rotação medial e rotação lateral. No exemplo usado de flexão do cotovelo, o tríceps braquial é o antagonista do bíceps braquial.

- Os sinergistas são músculos "auxiliares". Eles ajudam o agonista (motor principal) a realizar um movimento desejado, estabilizando a articulação, guiando o movimento dentro do plano de movimento correto ou completando o movimento iniciado pelo agonista. Na flexão de cotovelo, o braquiorradial atua como sinergista.

CONTRAÇÕES MUSCULARES

Dois tipos de contrações musculares, isotônicas e isométricas, são de especial interesse nesta discussão sobre o alongamento. A contração isotônica é uma contração muscular voluntária que causa movimento. Existem dois tipos de contrações isotônicas: (1) contração concêntrica, na qual o músculo se encurta enquanto trabalha; e (2) contração excêntrica, na qual o músculo resiste ao ser alongado por uma força externa. Por exemplo, quando você realiza uma flexão de antebraço com halteres, você está contraindo concentricamente o bíceps braquial. Conforme você abaixa os halteres, você está contraindo excentricamente o bíceps braquial. Neste caso, a força externa que está sendo resistida é uma combinação da gravidade e do peso dos halteres. (Uma contração excêntrica é também chamada de trabalho negativo.) A contração isométrica é uma contração voluntária em que não ocorre movimento. Quando você segura um haltere em uma posição média, você está fazendo uma contração isométrica. A Figura 1.5 ilustra estes três tipos de contrações musculares.

REFLEXOS RELEVANTES PARA O ALONGAMENTO FACILITADO

Por muitos anos acreditou-se plenamente que o reflexo era uma resposta automática e involuntária a um estímulo. Nos últimos anos, as comunidades científicas e de pesquisa chegaram a um amplo consenso de que os reflexos são muito mais complexos e não tão automáticos como se acreditava anteriormente. Em muitos casos, a ativação ou não de um reflexo depende da tarefa (Hultborn, 2001; Zehr, 2006). A compreensão atual de como os reflexos atuam teve um efeito significativo sobre as explicações a respeito da justificativa de várias modalidades de trabalho de alongamento, incluindo o alongamento facilitado. Isto será discutido em mais detalhes em cada seção a seguir.

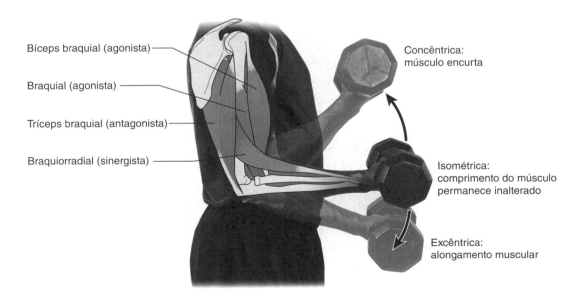

FIGURA 1.5 Interações entre músculos (agonista, antagonista e sinérgico) e contrações musculares (concêntricas, isométricas e excêntricas).

Reflexo miotático de alongamento

Em geral, acredita-se que o reflexo miotático de alongamento impeça que um músculo seja alongado excessivamente, o que ajuda a protegê-lo de laceração e a proteger a articulação de lesão. O reflexo miotático é o que se vê quando um médico testa os reflexos de um paciente. Ele percute o tendão do bíceps braquial com um pequeno martelo de borracha, e seu antebraço se flexiona automaticamente (Figura 1.6). Proprioceptores no músculo bíceps braquial, chamados fusos musculares, monitoram o comprimento e a tensão do músculo. Quando o músculo se alonga inesperadamente, como acontece quando o martelo de reflexos golpeia o tendão, os fusos musculares são estimulados e, por via reflexa, fazem o músculo se contrair, o que leva à flexão de antebraço. Esta contração reflexa – o reflexo miotático de alongamento – impede o alongamento excessivo da articulação do cotovelo e do músculo bíceps braquial.

Como se vê, o reflexo de alongamento pode ser forte, fraco ou ausente, dependendo da situação. O desencadeamento ou não do reflexo depende de diversas condições, incluindo a velocidade e a distância em que o músculo é alongado, se o alongamento está ocorrendo porque o músculo oposto está se contraindo e se o músculo oposto está inativo, como no exemplo dado do martelo de reflexos.

Reflexo de alongamento inverso

Conforme descrito nos livros clássicos de anatomia e fisiologia, o reflexo de alongamento inverso (também chamado de inibição autogênica) é mediado por receptores de alongamento conhecidos como órgãos tendinosos de Golgi (OTG), que estão localizados na junção musculotendínea e no tendão do músculo. A teoria tradicional de FNP inclui a discussão do reflexo de alongamento inverso e seus supostos efeitos após uma contração isométrica. A crença comum é que os OTG monitoram a carga no tendão. Se a carga se torna demasiadamente grande, os OTG são estimulados. Por sua vez, acredita-se que eles façam com que o músculo relaxe por meio da inibição autogênica.

Agora parece claro que, embora os OTG monitorem a tensão muscular, eles não medeiam o reflexo de alongamento inverso, se é que tal reflexo realmente existe (Chalmers, 2004). Os pesquisadores ainda estão tentando entender o OTG e acreditam que seu efeito dependa da tarefa; eles podem inibir ou excitar o músculo em que estão localizados, bem como afetar os músculos vizinhos. Conforme dito anteriormente, os reflexos são muito mais complexos do que se pensava.

As técnicas de alongamento facilitado foram originalmente desenvolvidas para tirar proveito do efeito de inibição muscular do reflexo de alongamento inverso. Embora pareça que este reflexo não ocorra durante o alongamento facilitado, as evidências de pesquisa ainda não são conclusivas. Além disso, a experiência prática mostrou que, após a contração isométrica, ocorre um efeito pós-isométrico. Este efeito possibilita que o músculo se alongue mais facilmente. Por esta razão, continua-se praticando esta forma de alongamento conforme concebido, mesmo que não se possa explicar completamente por que ele é eficaz.

Inibição recíproca

A pesquisa de Sir Charles Sherrington em meados do século XX ajudou a desenvolver um modelo para o funcionamento do sistema neuromuscular (Sherrington,

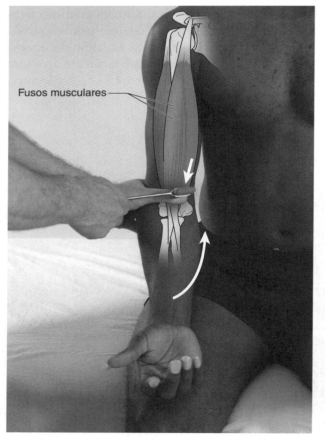

FIGURA 1.6 Representação dos fusos musculares que medeiam o reflexo de alongamento miotático.

1947). A explicação de sua lei de inervação recíproca (também chamada de inibição recíproca) descreveu uma alça reflexa mediada por fusos musculares. Durante uma contração muscular concêntrica, acredita-se que a inervação recíproca iniba o músculo oposto. Esta inibição possibilitaria a ocorrência de movimento em uma articulação. Por exemplo, quando o músculo quadríceps femoral se contrai, os isquiotibiais seriam inibidos reciprocamente, possibilitando assim que o joelho se estendesse (Figura 1.7). Se esta alça reflexa não estiver funcionando bem, os músculos podem estar trabalhando uns contra os outros, e o movimento pode tornar-se difícil ou ser comprometido.

Embora a inibição recíproca possa ser vista sob condições experimentais, ela é muito mais complexa na vida real. É mais provável que ocorra quando necessário, como durante o movimento articular, e que não ocorra quando indesejável, como na estabilização da articulação, quando se precisa ter a cocontração de músculos opostos. Os reflexos são agora vistos como tarefas dependentes, em vez de reações involuntárias automáticas que sempre ocorrem da mesma maneira.

As técnicas de alongamento facilitado foram originalmente desenvolvidas para tirar proveito dos efeitos da inibição recíproca no músculo a ser alongado (músculo alvo). No entanto, não se pode ter certeza de que está ocorrendo durante o alongamento facilitado; as evidências de pesquisa ainda não são conclusivas. Por esta razão, continua-se praticando esta modalidade de alongamento conforme concebida, mesmo que não se possa explicar completamente por que ela é eficaz.

TIPOS DE ALONGAMENTO

Utiliza-se na atualidade uma grande variedade de técnicas de alongamento, algumas das quais foram desenvolvidas para esportes ou atividades específicas. O alongamento pode ser categorizado de maneira ampla como passivo, ativo ou assistido. Algumas dessas categorias podem ser ainda subdivididas, de acordo com suas características de movimento, em estáticas, balísticas e dinâmicas.

Alongamento passivo

No alongamento passivo, o indivíduo mantém o músculo alvo relaxado enquanto uma força externa aplica o alongamento. Esta força externa pode ser aplicada pelo indivíduo que se alonga assumindo uma posição específica ou por um parceiro movendo o membro ao longo da posição de alongamento enquanto o paciente mantém o músculo alvo relaxado.

Alongamento estático

O alongamento estático foi popularizado por Bob Anderson em seu clássico livro *Stretching* (2000). O músculo a ser alongado (músculo alvo) é estirado lentamente (para inibir o disparo do reflexo de alongamento) e mantido em uma amplitude confortável por 15 a 30 segundos (Figura 1.8). Enquanto a posição é mantida, a sensação de alongamento diminui, e o paciente se move delicadamente para um alongamento mais forte e mantém novamente a posição.

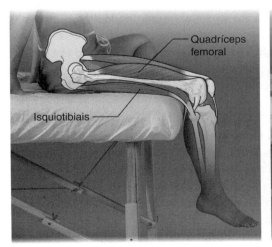
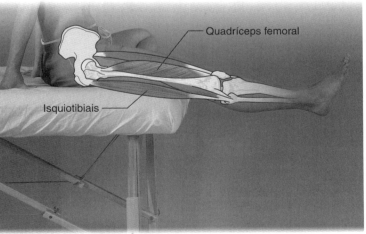

FIGURA 1.7 Inibição recíproca. Quando o quadríceps femoral se contrai, os isquiotibiais podem ser inibidos, possibilitando que o joelho estenda-se facilmente.

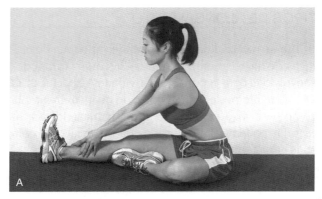 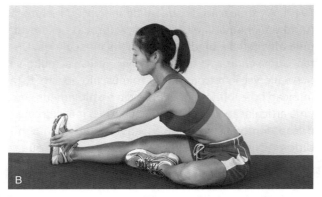

FIGURA 1.8 Alongamento estático dos isquiotibiais. (A) O alongamento começa e (B) se aprofunda após 15 a 30 segundos.

Alongamento passivo assistido por um parceiro

O alongamento passivo com a assistência de um parceiro é frequentemente utilizado para aumentar a flexibilidade nos extremos da ADM, como na ginástica, em que a flexibilidade máxima é crucial para o desempenho. Também pode ser usado quando o movimento ativo causa dor. Feito descuidadamente ou em caso de descondicionamento, o alongamento passivo assistido por um parceiro pode causar lesão muscular, porque o parceiro não é capaz de sentir o que o paciente está sentindo e pode alongar excessivamente o músculo. Esta modalidade de alongamento requer treinamento adequado e boa comunicação entre o paciente e o parceiro. A seta direcional na Figura 1.9 ilustra o parceiro aplicando um alongamento passivo aos isquiotibiais do paciente.

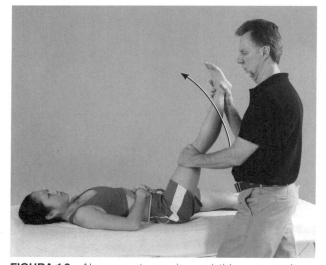

FIGURA 1.9 Alongamento passivo assistido por parceiro: o parceiro alonga os isquiotibiais sem o auxílio do paciente.

Alongamento ativo

O alongamento ativo significa que o paciente que recebe o alongamento está fazendo o trabalho, em vez de um parceiro. Exceto no caso de alongamento balístico, as formas ativas de alongamento geralmente são consideradas mais seguras que o alongamento passivo, porque as chances de provocar um alongamento excessivo e causar lesões são muito reduzidas quando o próprio paciente controla a força e a duração do alongamento.

Alongamento balístico

O alongamento balístico é realizado usando movimentos rápidos de rebote para forçar o músculo alvo a se alongar. O alongamento balístico geralmente é desvalido, porque pode eliciar um reflexo de alongamento miotático forte e deixar o músculo mais curto que seu comprimento pré-alongamento. Beaulieu (1981) afirma que o estiramento balístico cria mais que o dobro da tensão no músculo alvo que um alongamento estático. Isto aumenta a probabilidade de lacerar o músculo, porque a força externa que alonga o músculo se opõe à força de encurtamento interna produzida pelo reflexo de alongamento, resultando em tensão excessiva no músculo e nos tendões.

Alongamento dinâmico

A flexibilidade dinâmica se refere à capacidade de mover ativamente um membro ao longo de sua ADM completa. O alongamento dinâmico geralmente é realizado como parte de um aquecimento antes do exercício e normalmente inclui os músculos envolvidos no exercício ou atividade a ser realizada. Também chamado de amplitude de movimento dinâmica (ADMD), o alongamento dinâmico é conseguido movendo um membro de maneira lenta e controlada ao longo da ADM completa disponível (Figura 1.10). À medida que o movimento dinâmico é repetido, a velocidade do movimento aumenta, assim como a ADM disponível (Murphy, 1994). O alongamento dinâmico difere significativamente do alongamento balístico porque não há movimentos saltitantes ou sacudidos, apenas os balanços controlados do membro ao longo de sua amplitude confortável.

Alongamento ativo-assistido

O alongamento ativo-assistido combina o movimento ativo realizado pelo paciente com o auxílio de um parceiro, seja para adicionar alongamento passivo, seja para fornecer resistência ao movimento. As técnicas que, nesta categoria, incorporam contrações musculares específicas antes do alongamento algumas vezes são chamadas de alongamento pré-contração. O alongamento facilitado está nesta categoria, assim como outras técnicas, como as descritas a seguir.

Técnica de energia muscular

A técnica de energia muscular (TEM) desenvolveu-se na osteopatia aproximadamente ao mesmo tempo que a FNP estava evoluindo na fisioterapia. De acordo com Chaitow (2006, p.3), "enquanto as técnicas de energia muscular (TEM) visam principalmente aos tecidos moles, elas também podem dar grande contribuição à mobilização articular". Como as técnicas de FNP, as TEM usam uma contração isométrica do músculo alvo antes do alongamento. A técnica de energia muscular, contudo, utiliza apenas a força mínima durante a fase isométrica. O alongamento é mais frequentemente feito de maneira passiva. Como a TEM se desenvolveu na medicina osteopática, seu principal objetivo é a mobilização articular, o que não é um objetivo das técnicas de FNP.

Algumas variações ou refinamentos das TEM incluem o seguinte:

- **Técnica de Lewit (RPI).** O Dr. Karel Lewit, um neurologista checo, se refere ao seu método como RPI, ou relaxamento pós-isométrico, referindo-se à diminuição na resistência ao alongamento de um músculo após uma contração isométrica (Lewit, 1999). Acreditava-se que o RPI era uma forma de inibição autogênica, mediada pelo OTG. Contudo, essa premissa foi abandonada pelas mesmas razões esboçadas anteriormente. A técnica de Lewit centra-se em relaxar os músculos hipertônicos para reduzir a dor; qualquer aumento na ADM ocorre porque mais folga foi alcançada no tecido, não por causa do alongamento.
- **Alongamento por inibição recíproca (IR).** A inibição recíproca se refere a um reflexo neurológico que pode fazer um músculo relaxar quando o músculo oposto a ele se contrair. O alongamento por IR é usado para alongar um músculo alvo contraindo antes o músculo oposto. Acredita-se que esta contração iniba neurologicamente o músculo alvo e possibilite que ele seja mais alongado. Embora a IR possa não ocorrer toda vez que um músculo é ativado, o alongamento por IR ainda pode ser eficaz. Os massoterapeutas do esporte frequentemente usam o alongamento por IR como uma técnica para aliviar câimbras musculares nos atletas após esforços extenuantes. O terapeuta pede ao atleta que contraia isometricamente o músculo oposto ao da câimbra, inibindo reciprocamente o músculo com câimbras, que então se relaxa.

Alongamento ativo isolado

O alongamento ativo isolado (AAI) foi desenvolvido por Aaron Mattes e é detalhado em seu livro com o mesmo nome (Mattes, 2000). Este método utiliza o movimento ativo e a IR, mas não o trabalho isométrico, para obter maior flexibilidade. Este tipo de alongamento também pode ser realizado com um parceiro, como uma técnica ativo-assistida. Mattes recomenda isolar o músculo a ser alongado e, em seguida, alon-

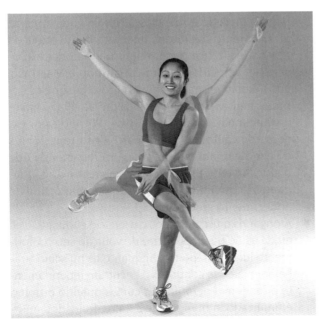

FIGURA 1.10 O alongamento dinâmico é caracterizado por balanços controlados de um membro ao longo de sua amplitude de movimento confortável.

gá-lo ativamente a um ponto de irritação leve. Ele sugere manter esta posição por não mais que 2 segundos antes de retornar o membro à posição inicial. Esta sequência normalmente é repetida 8 a 10 vezes. Acredita-se que este protocolo de alongamento evite o reflexo de estiramento ao ativar a IR, possibilitando assim que o músculo alvo se alongue mais facilmente.

Alongamento por FNP

As técnicas de alongamento da FNP são um pequeno componente de todo o repertório da FNP, conforme utilizado na prática clínica ou na medicina desportiva. O trabalho de alongamento foi expandido e modificado ao longo dos anos de modo a incluir alongamentos em um plano único, bem como os padrões em espiral diagonal clássicos da FNP. Estes são descritos com mais detalhes no Capítulo 2.

O alongamento facilitado é baseado nos princípios da FNP e é uma das diversas variações do alongamento via FNP. Outras versões do alongamento via FNP são chamados de FNP modificada (Moore e Hutton, 1980; Cornelius e Craft-Hamm, 1988), facilitação neuromuscular (FN) (Surburg, 1981) e alongamento científico para o esporte (técnica 3S, Holt, 1976).

DIRETRIZES PARA O ALONGAMENTO

Os defensores do alongamento afirmam que ele ajuda a prevenir lesões, evita a dor, melhora o desempenho, promove a consciência corporal, estimula o fluxo sanguíneo e também relaxa mentalmente e centra o indivíduo. Os opositores argumentam que o alongamento é um desperdício de tempo, que pode na verdade causar ferimentos, que não melhora o desempenho nem previne dores nem lesões. Cada lado tem inúmeros estudos, relatos e evidências anedóticas para apoiar suas alegações. Enquanto os pesquisadores avançam nas pesquisas científicas sobre o alongamento, a discussão dos benefícios *versus* riscos do alongamento continua nos campos e quadras, salas de treinamento e clínicas desportivas.

Os defensores do alongamento em geral concordam que, no melhor de todos os esquemas de exercícios possíveis, o atleta se aquece, se alonga, exercita-se, alonga-se novamente e, em seguida, se resfria.

Alongamento após o aquecimento

As evidências fisiológicas são claras ao afirmar que músculos aquecidos se alongam mais eficazmente que músculos frios. Um aquecimento significa 10 a 15 minutos de atividade leve, semelhante ao exercício ou esporte que será praticado. Esta atividade leve aumenta o fluxo sanguíneo para os músculos e os prepara para trabalhar. O aquecimento também ajuda a reduzir a rigidez, tornando os músculos mais flexíveis, de modo que eles se alongam mais facilmente (Bishop, 2003a, b). Grant (1997) discute outros benefícios do aquecimento, incluindo o aumento na produção de líquido sinovial para lubrificar as articulações, o aumento da troca de oxigênio nos músculos, o aumento da taxa de transmissão do nervo e a cooperação mais eficiente dos músculos ao redor de uma articulação. Ao se aquecer em primeiro lugar, os exercícios de alongamento serão mais eficazes e eficientes, o atleta vai obter maiores ganhos do que se o alongamento for realizado com o corpo frio e o risco de lesões pelo alongamento é muito reduzido.

Alongar duas vezes

Em um mundo ideal, o alongamento seria incluído como parte do aquecimento antes do exercício e como parte do resfriamento após o exercício. O raciocínio por trás do alongamento é o seguinte:

- Alongar os músculos antes de um treino os deixa prontos para atuar em seu comprimento ideal, o qual possibilita que os músculos desenvolvam uma maior potência enquanto trabalham. Há uma preponderância de evidências de que alguns tipos de alongamento realizados imediatamente antes da atividade atlética podem diminuir o poder explosivo e a velocidade (Simic, Sarabon e Markovic, 2013; Behm e Chaouachi, 2011). As pesquisas sobre os efeitos do alongamento pré-atividade na resistência não foram definitivas. Pecando por excesso de cautela, a maior parte dos profissionais de condicionamento físico agora recomenda que o alongamento pré-atividade seja restrito ao alongamento dinâmico como parte de uma rotina de aquecimento global.
- Alongar os músculos após o exercício enquanto eles ainda estão quentes os traz de volta ao seu comprimento ideal de repouso. Enquanto os músculos trabalham, eles se contraem e encurtam repetidamente e tendem a permanecer curtos quando o treino é finalizado, a menos que sejam alongados outra vez ao seu comprimento normal de repouso. O alongamento pós-exercício pode ser incorporado ao resfriamento.

Alongar uma vez

Se o tempo for limitado, recomenda-se ignorar o alongamento pré-exercício e concentrar-se no alongamento pós-exercício. Quando o alongamento pré-exercício é eliminado, a rotina de aquecimento antes do treino principal precisa ser realizada. O alongamento pós-exercício retornará os músculos encurtados e cansados ao seu comprimento normal de repouso enquanto cuidam-se das demais atividades diárias. No alongamento pós-exercício, há o risco de alongar excessivamente os músculos, porque eles podem estar muito flexíveis, mas se o alongamento pós-exercício for feito com consciência, o risco é mínimo e, de longe, é compensado pelos benefícios.

Alongamento sem dor

Acredita-se que o alongamento deve ser completamente confortável para ser eficaz. Muitas pessoas se alongam incorretamente, acreditando que, se não estiver doendo um pouco, não está funcionando. É uma variação da mentalidade "sem sofrimento, sem ganhos" do exercício. Alongar até doer aciona a resposta natural do sistema nervoso à dor: o músculo resistirá ao alongamento para evitar possíveis lesões no tecido que está sendo alongado.

Defende-se que o músculo seja alongado apenas até a barreira dos tecidos moles – ou seja, o ponto em que começa a haver alguma resistência ao alongamento, mas sem desconforto. A barreira dos tecidos moles é o ponto de partida para o alongamento.

O "alongamento sem dor" também se aplica ao restante do corpo durante um alongamento específico. Mesmo que não ocorra dor alguma no músculo que está sendo alongado, a dor ou o desconforto em outra parte do corpo afetará negativamente os resultados. Por exemplo, se há dor lombar enquanto se alonga o quadríceps femoral, o paciente não será capaz de relaxar e participar plenamente do alongamento. O reposicionamento para aliviar a dor lombar torna este alongamento mais eficaz.

Variação de flexibilidade

Alongadores experientes estão conscientes de que a flexibilidade varia de um dia para o outro, e de uma articulação para a outra. É importante considerar como se está no dia, e alongar o melhor possível. Assim como aqueles que mudam suas dietas para perder peso são aconselhados a não se pesar diariamente, também não se pode medir a melhora na flexibilidade diariamente; é melhor analisar os ganhos a longo prazo.

Saiba quando alongar e quando fortalecer

Alongar músculos encurtados é uma atividade prazerosa quando feita corretamente, mas nem todos os músculos encurtados precisam ser alongados. Alguns já estão sobrecarregados e precisam ser fortalecidos. Os parágrafos a seguir tratam das diferenças entre músculos hipertônicos e músculos excentricamente estressados – a chamada síndrome cruzada – e os efeitos da inibição neurológica sobre o equilíbrio muscular. Esta é uma breve discussão de um tópico complexo, o qual se sugere que seja explorado mais plenamente em outros textos dedicados ao assunto (Lewit, 1999; Chaitow, 2006; Liebenson, 2006).

- **Músculos hipertônicos.** Quando um músculo está encurtado e tenso por causa da contração concêntrica habitual, é chamado hipertônico. Myers (2008) se refere a isso como "curto bloqueado". Um bom exemplo de curto e bloqueado pode ser encontrado no peitoral maior. Como a maior parte das pessoas passa muito tempo sentada na frente do computador, dirigindo ou fazendo outras atividades que usam os braços à frente do corpo, os músculos peitorais podem tornar-se cronicamente hipertônicos. Os músculos hipertônicos tendem a parecer volumosos ou espessos e tensos à palpação. Alongar esses músculos pode ajudar a devolvê-los ao tônus e ao comprimento normal.
- **Músculos excentricamente estressados.** Quando um músculo está hiperalongado (geralmente em razão do estresse postural), ele também vai parecer tenso; mas, em vez de estar encurtado e tenso, está alongado e tenso, ou "longo bloqueado" (Myers, 2008). O músculo permanece em estado de contração excêntrica, no qual trabalha constantemente para tentar retornar ao seu comprimento normal. Os romboides são um bom exemplo de músculos sob estresse excêntrico. A maioria das pessoas tende a ter ombros um pouco arredondados. Os músculos peitorais hipertônicos contribuem para essa postura. Como resultado, os romboides, que se inserem à coluna vertebral e às escápulas, estão sempre lutando para neutralizar a força dos músculos peitorais e puxar as escápulas à sua posição normal. O estresse excêntrico resultante leva os romboides a parecerem tensos e doloridos à palpação. Os músculos sob estresse

excêntrico tendem a parecer finos ou fibrosos e retesados. A correção para esta condição não é alongar os romboides, mas fortalecê-los e alongar os músculos peitorais para restaurar o equilíbrio entre o tórax e as costas.
- **Síndrome cruzada.** Padrões semelhantes de desequilíbrio muscular podem ser encontrados em outras partes do corpo. O pesquisador checo Vladimir Janda (1983) descreve esses padrões de desequilíbrio como síndromes cruzadas superiores e inferiores (Figura 1.11).
- **Fraqueza muscular decorrente da inibição.** Mesmo que a lei da inibição recíproca de Sherrington não se aplique universalmente como se acreditava anteriormente, a experiência com pacientes ensinou a agir como se os músculos hipertônicos tivessem um efeito inibitório reflexo sobre seus músculos opostos. Usando novamente os músculos peitorais e romboides como exemplo, quando os músculos peitorais são curtos bloqueados, eles não só contribuem para o estresse excêntrico sobre os romboides tracionando mecanicamente contra eles, como também parecem inibir neurologicamente os romboides, tornando-os menos capazes de exercer sua força normal para manter o equilíbrio postural. É comum encontrar romboides que recuperaram muito de sua força e tônus normais espontaneamente depois da liberação dos múscu-

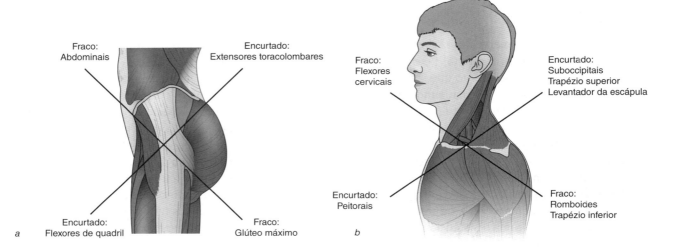

FIGURA 1.11 Desequilíbrios musculares encontrados na síndrome cruzada (a) inferior e (b) superior.

los peitorais pelo alongamento. O mesmo cenário é visto em muitas áreas do corpo. Em decorrência disto, acredita-se que o trabalho de alongamento deve preceder o fortalecimento quando se está tentando corrigir desequilíbrios posturais.

RESUMO DO CAPÍTULO

É importante ter uma compreensão clara dos principais elementos envolvidos em qualquer técnica de alongamento antes de prosseguir para as especificidades do alongamento facilitado. Estes elementos incluem:

- Os tecidos moles afetados pelo alongamento, incluindo o tecido conjuntivo, fáscia, ligamentos, tendões e músculos.
- As interações entre os músculos (agonistas, antagonistas e sinérgicos).
- Os tipos de contração muscular (isométrica, isotônica concêntrica e isotônica excêntrica).
- Os reflexos de alongamento (reflexo de alongamento miotático, inibição autogênica e inibição recíproca).

A grande variedade de estilos de alongamento pode ser dividida em categorias amplas de técnicas passivas ou ativas e, em seguida, adicionalmente dividida com base em sua aplicação específica.

Aplicam-se algumas diretrizes ao usar qualquer técnica de alongamento. Estas incluem o aquecimento adequado, alongar-se antes e depois da atividade, alongamento sem dor e conhecimento sobre quando alongar e quando fortalecer.

Capítulo 2

Foco no Alongamento Facilitado

A maioria dos autores concorda que o alongamento é uma parte importante do treinamento de qualquer modalidade esportiva. Além do esporte, o alongamento é útil para manter a flexibilidade geral para atividades diárias e como manutenção preventiva em atividades de movimento repetitivo. Como visto no Capítulo 1, há muitas maneiras de alongar, dos alongamentos gerais que se faz naturalmente a técnicas específicas encontradas em muitos livros, DVD, vídeos e fontes on-line disponíveis na atualidade.

O alongamento facilitado é uma técnica baseada nas teorias e nos princípios da facilitação neuromuscular proprioceptiva (FNP), originalmente desenvolvido como uma modalidade fisioterapêutica. Elementos da FNP são agora amplamente utilizados em centros de treinamento desportivo, em clínicas de medicina esportiva e no treinamento individual.

É importante lembrar que as técnicas de alongamento da FNP são um pequeno componente de todo o repertório da FNP usado na fisioterapia e nas clínicas de medicina esportiva. O trabalho de alongamento foi ampliado e modificado ao longo dos anos nos centros de treinamento, instituições de condicionamento físico e clínicas de massagem desportiva, de modo a incluir alongamentos em um plano único, bem como os padrões espirais-diagonais clássicos da FNP. As técnicas de alongamento da FNP são descritas em vários livros contemporâneos (Andrews, Harrelson e Wilk, 2004; Baechle e Earle, 2008; Kisner e Colby, 2002) e em grande parte da literatura de pesquisa como sendo primariamente uma técnica de alongamento passivo (ou seja, o terapeuta move o membro para a pessoa que está sendo alongada).

Antes de prosseguir para o alongamento facilitado, será discutida a história da FNP e serão revisados os seus padrões de movimento em espiral-diagonal.

HISTÓRIA DA FNP

A FNP é uma técnica fisioterapêutica que busca aumentar a função neuromuscular ativando proprioceptores por meio de contrações musculares direcionadas. De acordo com Adler, Beckers e Buck, "o objetivo das técnicas de FNP é promover o movimento funcional por meio da facilitação, inibição, fortalecimento e relaxamento dos grupos musculares" (1993, p.17).

O Dr. Herman Kabat e dois fisioterapeutas, Margaret "Maggie" Knott e Dorothy Voss, desenvolveram a FNP em meados do século XX. Kabat, um neurofisiologista, baseou grande parte da estrutura teórica da FNP no trabalho de Sir Charles Sherrington, cujas pesquisas no início e meados de 1900 ajudaram a desenvolver um modelo para o funcionamento do sistema neuromuscular (Sherrington, 1947). O Dr. Kabat acreditava que os princípios do desenvolvimento neurofisiológico e as leis de irradiação, indução sucessiva e inervação recíproca de Sherrington deveriam ser aplicadas na reabilitação de pacientes com paralisia decorrente da poliomielite. Antes do desenvolvimento das técnicas de FNP, os pacientes paralisados tinham sido reabilitados usando métodos que enfatizavam "um movimento, uma articulação, um músculo de cada vez" (Voss, Ionta e Myers, 1985).

Com o apoio do industrial Henry Kaiser, o Dr. Kabat fundou o Instituto Kabat-Kaiser (KKI) em Washington, DC, em 1946. Começou a trabalhar com pacientes com paralisia a fim de encontrar combinações e padrões de movimento que fossem consistentes com a teoria neurofisiológica. Em 1951, Kabat e Knott identificaram e estabeleceram nove técnicas para reabilitar os músculos.

A fisioterapeuta Dorothy Voss se interessou pela FNP em 1950, quando aprendeu a técnica e trabalhou com Knott. Ela foi contratada como assistente de Knott em 1952. Voss e Knott perceberam que a FNP era mais que um sistema para o tratamento da paralisia; era uma nova maneira de pensar e usar o movimento e o exercício terapêutico.

Em 1952, Knott e Voss começaram a apresentar oficinas para treinar outros fisioterapeutas nos métodos da FNP. Em 1954, eles estavam ministrando programas de treinamento de duas semanas. Em 1956, publicaram a primeira edição do livro *Facilitação Neuromuscular Proprioceptiva*.

Durante os anos de 1960, os cursos de FNP tornaram-se disponíveis por meio dos departamentos de fisioterapia em diversas universidades, e sua popularidade continuou crescendo. As técnicas de FNP são agora ensinadas na maior parte dos programas de fisioterapia dos Estados Unidos e em muitos programas universitários de ciências e reabilitação.

BASE DA FNP: MOVIMENTO ESPIRAL-DIAGONAL

A FNP é baseada no movimento em espiral-diagonal. Kabat e Knott observaram que os movimentos normais vistos nos esportes e nas atividades físicas são de natureza espiral-diagonal. Eles definiram esses "padrões de movimento de massa" como "várias combinações de movimento... que exigem reações de encurtamento e alongamento de muitos músculos em graus variados" (Voss, Ionta e Myers, 1985, p.1). O caráter espiral-diagonal dos movimentos normais surge do desenho do sistema esquelético e da inserção dos músculos nele. Os músculos espiralam em torno dos ossos da origem à inserção; consequentemente, quando se contraem, tendem a criar essa espiral no movimento. Os movimentos necessários para pentear o cabelo, dar uma tacada de golfe ou chutar uma bola têm componentes espirais (rotação) e diagonais – isto é, eles não ocorrem em linhas retas, mas ao longo de vários planos de movimento. Considere-se a tacada do golfe, um complexo padrão de movimento que requer a capacidade de se mover ao longo de diversos planos de movimento simultaneamente. Em algum momento da tacada, pode-se identificar a natureza espiral e diagonal do movimento (Figura 2.1). As limitações na amplitude de movimento (ADM) em algum aspecto do movimento terão um efeito negativo sobre o desempenho do jogador.

TÉCNICAS DE ALONGAMENTO DA FNP

Nos anos desde que Knott e Voss desenvolveram e publicaram seu trabalho, os praticantes em uma variedade de instituições adaptaram e expandiram as

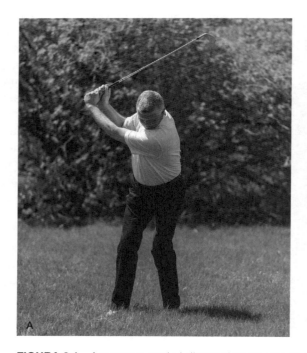
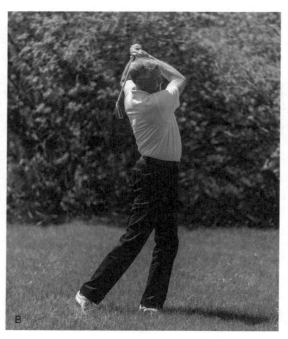

FIGURA 2.1 A natureza espiral-diagonal da tacada do golfe requer o movimento ao longo de vários planos de movimento simultaneamente. (A) No auge do *backswing* de um golfista destro, o ombro direito está flexionado, abduzido e rodado lateralmente enquanto o ombro esquerdo está flexionado, aduzido e rodado medialmente. (B) No *follow-through*, observam-se padrões em espiral-diagonal em ambos os braços e pernas.

técnicas. Essa evolução era inevitável. No entanto, o processo produziu uma confusão significativa na terminologia utilizada, na descrição das técnicas e na aplicação das técnicas de alongamento. Existe um consenso de que quatro técnicas principais de alongamento surgiram da FNP:

- Contração do agonista (alongamento via inibição recíproca).
- Alongamento por contração-relaxamento.
- Alongamento por manutenção-relaxamento.
- Alongamento por manutenção-relaxamento-contração do agonista.

Estas quatro técnicas são chamadas de técnicas de inibição ativa (Gallo, 2012), porque se baseiam na premissa de que a inibição neurológica (de contrações isotônicas ou isométricas) relaxará os elementos contráteis do músculo alvo, e este relaxamento fará o músculo exercer pouca ou nenhuma resistência ao alongamento durante a fase de alongamento.

No Capítulo 1, discutiram-se as interações dos músculos e definiram-se agonistas e antagonistas. É benéfico analisar mais atentamente estes termos neste momento, já que eles se relacionam com o alongamento por FNP. A premissa de qualquer técnica de alongamento é que os músculos encurtados estão limitando a ADM. Por exemplo, se a flexão de quadril está limitada, assume-se que músculos extensores de quadril encurtados (isquiotibiais e glúteo máximo) estão impedindo a amplitude completa de flexão do quadril e, portanto, alongar os isquiotibiais e glúteos melhorará a flexão de quadril. Neste exemplo, os músculos flexores de quadril são os motores principais, ou agonistas. Os extensores de quadril encurtados, que impedem a flexão total do quadril, são os antagonistas.

Contração do agonista (alongamento por inibição recíproca)

A contração do agonista (CA) geralmente é agrupada a outras técnicas de alongamento da FNP, embora não esteja descrita no clássico livro de Voss, Ionta e Myers sobre o assunto (1985). A CA é a menos complexa das técnicas de inibição ativa. Normalmente é realizada como um alongamento em um plano único, de um músculo único. Existem diferenças significativas na maneira como essa técnica é denominada e descrita na literatura, em que também é chamada de alongamento por inibição recíproca, alongamento ativo e alongamento de amplitude de movimento dinâmica (ADMD).

O terapeuta inicia a técnica de CA movendo passivamente o membro à máxima amplitude livre de dor. Uma vez alcançada a amplitude final, o terapeuta retrocederá alguns graus, de modo a permitir que o músculo alvo fique um pouco relaxado. A partir desta posição, o paciente contrai concentricamente o músculo agonista (o músculo oposto ao músculo alvo) até a amplitude máxima completa (sem dor, é claro) e mantém a contração por vários segundos. Este movimento até a amplitude é lento e controlado pelo paciente, e o terapeuta não aplica pressão passiva.

Uma variação frequentemente observada na prática clínica é que o terapeuta oferece uma leve resistência à contração concêntrica do agonista, exigindo um maior esforço do paciente para alcançar a amplitude final. A premissa por trás desta técnica é que a contração concêntrica do agonista provoca a inibição recíproca no músculo alvo, maximizando seu alongamento.

Contração-relaxamento da FNP

Na prática clínica, a contração-relaxamento (CR) é usada com pacientes que apresentam uma limitação importante na ADM. Esta técnica combina trabalho isotônico e isométrico nos padrões espirais da FNP.

Usando a CR, o terapeuta move o membro passivamente no padrão espiral-diagonal até o ponto de limitação e, em seguida, instrui o paciente a tentar mover o membro até a amplitude encurtada do padrão. O terapeuta resiste fortemente, mas permite o componente rotacional do padrão, uma contração isotônica. Qualquer outro esforço direcional pelo paciente é isométrico. Após a contração, o terapeuta move passivamente o membro no padrão espiral-diagonal até uma nova amplitude de movimento. Após várias rodadas de CR, o paciente é instruído a se mover ativamente ao longo da nova amplitude de movimento.

Alongamento por contração-relaxamento

Embora a FNP clássica faça uma distinção entre os dois, os termos contração-relaxamento e manutenção-relaxamento são frequentemente usados como sinônimos em academias, centros de treinamento desportivo e clínicas desportivas, bem como em grande parte da literatura de pesquisa. Isto levou a uma variedade de descrições sobre sua aplicação quando usada fora do ambiente da fisioterapia.

O alongamento por contração-relaxamento (CR) geralmente é realizado como um alongamento de plano único, mas pode ser realizado usando os padrões espirais da FNP. A característica principal do alongamento por CR é uma contração isotônica de curta amplitude do músculo alvo, transformando-se em uma contração isométrica antes do alongamento.

O terapeuta inicia a técnica de CR movendo passivamente o membro até a máxima amplitude livre de dor (Figura 2.2). Baechle e Earle (2008) descrevem isto como um pré-alongamento passivo até o ponto de desconforto leve que é mantido por 10 segundos. A partir desta posição inicial, o paciente inicia uma contração concêntrica isotônica do músculo alvo (ou grupo muscular), enquanto o terapeuta oferece resistência moderada. Em algumas descrições, o terapeuta resiste a essa contração isotônica de modo forte o suficiente para permitir que o membro se mova apenas 10 a 20 graus na direção encurtada ao longo de 5 a 10 segundos. Em outras descrições, o terapeuta resiste, mas permite que o movimento ocorra nos mesmos 10 a 20 graus durante um período mais curto; o terapeuta então impede qualquer movimento adicional com uma contração isométrica, até decorridos 5 a 10 segundos. Depois da fase de contração, o terapeuta move passivamente o membro a uma nova amplitude de movimento na direção do alongamento. Esta sequência pode ser repetida várias vezes.

A premissa por trás da técnica de CR é que a contração sustentada do músculo alvo, tanto isotônica quanto isométrica, leva ao relaxamento pós-contração.

Manutenção-relaxamento da FNP

Na prática clínica, a manutenção-relaxamento (MR) geralmente é utilizada se a ADM for extremamente limitada ou se o movimento ativo não estiver disponível por causa de fraqueza ou dor.

Usando a MR, o terapeuta move passivamente o membro no padrão espiral-diagonal até o ponto de limitação e então instrui o paciente a tentar mover o membro na amplitude encurtada do padrão. O terapeuta resiste fortemente a três esforços direcionais do paciente a fim de evitar qualquer movimento, produzindo contrações isométricas dos músculos alvo. Depois da fase de contração, o terapeuta move passivamente o membro no padrão espiral-diagonal até uma nova ADM. Após várias rodadas de MR, o paciente é instruído a mover-se ativamente ao longo da nova ADM.

Alongamento manutenção-relaxamento (relaxamento pós-isométrico)

Conforme dito anteriormente, a FNP clássica faz uma distinção entre a contração-relaxamento e a manuten-

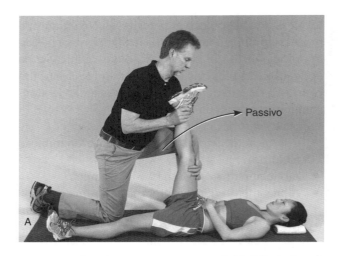

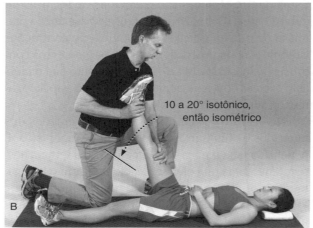

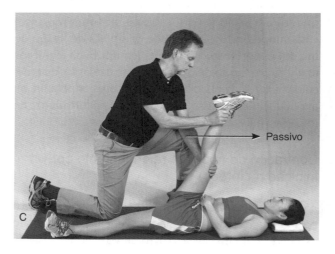

FIGURA 2.2 Alongamento por contração-relaxamento para os isquiotibiais. (A) O terapeuta alonga passivamente os isquiotibiais até a máxima amplitude livre de dor. (B) O paciente inicia uma contração concêntrica isotônica dos isquiotibiais, enquanto o terapeuta oferece resistência moderada ao longo de 10 a 20 graus de movimento. O terapeuta então resiste completamente a qualquer movimento adicional da perna (uma contração isométrica). (C) O terapeuta move a perna para alongar os isquiotibiais até uma nova amplitude de movimento.

ção-relaxamento, mas os termos são frequentemente usados como sinônimos em academias, centros de treinamento e clínicas desportivas, bem como em grande parte da literatura de pesquisa. Isto levou a uma variedade de descrições sobre sua aplicação fora do cenário da fisioterapia.

O alongamento por manutenção-relaxamento (MR, também conhecido como relaxamento pós-isométrico) pode ser realizado como um alongamento em um plano único ou em um padrão espiral. A principal característica do alongamento por MR é uma contração isométrica antes do alongamento. O terapeuta inicia a técnica de MR movendo passivamente o membro até a máxima amplitude livre de dor (Figura 2.3). Baechle e Earle (2008) descrevem isto como um pré-alongamento passivo até o ponto de desconforto leve, que é mantido por 10 segundos. A partir desta posição inicial, o paciente inicia uma contração isométrica submáxima do músculo alvo (ou grupo muscular), enquanto o terapeuta oferece resistência adequada durante 5 a 10 segundos. Após a fase de contração, o terapeuta move passivamente o membro até uma nova amplitude de movimento na direção do alongamento. Esta sequência pode ser repetida várias vezes.

A premissa por trás da técnica de MR é que a contração isométrica sustentada do músculo alvo leva ao relaxamento pós-isométrico.

Alongamento por manutenção-relaxamento--contração do agonista

Esta técnica é uma combinação das técnicas de MR e CA descritas anteriormente. Embora não tenha sido especificamente descrita por Voss, é semelhante à técnica de FNP de reversão lenta-manutenção-relaxamento. A manutenção-relaxamento-contração do agonista (MRCA) é o mesmo que a técnica de MR incluindo a contração isométrica. Após a fase de contração, o paciente é especificamente direcionado a mover de maneira ativa o membro até uma nova ADM. Neste ponto, muitos terapeutas adicionam um alongamento passivo para completar o ciclo. A premissa subjacente à combinação destas duas técnicas é que a combinação de efeitos inibitórios da inibição recíproca (do movimento ativo do paciente) e da inibição autogênica (da contração isométrica) produz o maior aumento possível na ADM.

Alongamento facilitado

O alongamento facilitado é uma forma modificada da técnica de alongamento por MRCA. Promove especifi-

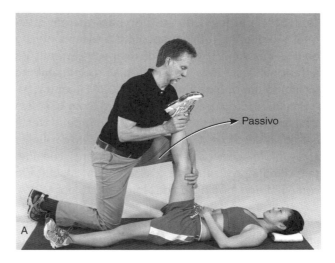

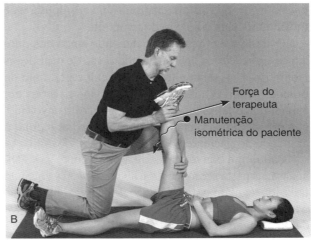

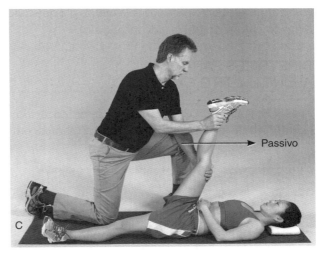

FIGURA 2.3 Alongamento por manutenção-relaxamento para os isquiotibiais. (A) O terapeuta alonga passivamente os isquiotibiais até a máxima amplitude livre de dor. (B) O paciente contrai isometricamente seus isquiotibiais para resistir à tentativa do terapeuta de flexionar mais seu quadril. (C) O terapeuta move a perna para alongar os isquiotibiais até uma nova amplitude de movimento.

camente a participação ativa do paciente em qualquer movimento relacionado com a técnica e evita qualquer movimento passivo do terapeuta. Em edições anteriores deste livro, considerou-se o alongamento facilitado um tipo de alongamento CRAC (contração-relaxamento-contração do agonista), com base em treinamento e compreensão da terminologia. Nesta edição, as descrições foram modificadas a fim de alinhar estas informações com as de outros autores, considerando mais precisamente o alongamento facilitado como um tipo modificado de alongamento por MRCA.

Ao usar o alongamento facilitado, o terapeuta direciona o paciente a mover o membro ou parte do corpo até a posição inicial, em vez de mover passivamente o paciente até a posição. Após a contração isométrica, o paciente se move ativamente para a nova amplitude de movimento, sem o auxílio do terapeuta.

O alongamento facilitado depende ainda dos princípios e técnicas da FNP, incluindo o uso de contrações isométricas, o isolamento dos músculos por meio do posicionamento adequado e o uso dos padrões em espiral-diagonal. Quando um terapeuta está envolvido, sua principal responsabilidade é monitorar e guiar a atividade do paciente.

Cada uma das técnicas de alongamento por FNP analisadas nesta seção mostrou aumentar a ADM quando utilizada regularmente. Ao longo deste livro, enfatiza-se o alongamento facilitado porque esta versão modificada do alongamento por MRCA estimula a participação ativa do paciente em cada etapa do processo e desencoraja o alongamento passivo (pelo menos até que todo o movimento ativo tenha sido alcançado).

DIRETRIZES PARA O ALONGAMENTO FACILITADO

Apesar de a aplicação básica do alongamento facilitado ser fácil de aprender, há fatores importantes, embora sutis, a serem entendidos e dominados. Nesta seção, descreve-se um protocolo de alongamento de três etapas fácil de lembrar e discutem-se os elementos essenciais da técnica que devem ser aplicados a fim de obter resultados ótimos.

Sequência de alongamento em três etapas

O alongamento facilitado incorpora o movimento ativo e o esforço isométrico a fim de melhorar a flexibilidade e aprimorar a aprendizagem motora no processo. Simplificados, os três passos envolvidos no alongamento facilitado são os seguintes:

1. O paciente move ativamente o membro para estender o músculo alvo (músculo a ser alongado, antagonista) até a amplitude máxima.
2. O paciente contrai isometricamente o músculo alvo durante 6 segundos. O terapeuta oferece resistência correspondente e não tenta superar a contração do paciente.
3. Após a contração isométrica, o paciente move ativamente o membro mais uma vez para alongar o músculo alvo até uma nova ADM.

Por exemplo, para alongar os isquiotibiais, o paciente começa contraindo os músculos quadríceps femoral e psoas (flexores de quadril) de modo a mover ativamente a perna à posição inicial, sem assistência (Figura 2.4, a-c). Então, contrai isometricamente seus isquiotibiais durante 6 segundos enquanto o terapeuta fornece resistência (ver a seta indicando a direção da força isométrica na Figura 2.4a). Por fim, ao contrair os flexores do quadril novamente para levantar a perna mais alto, o paciente alonga ativamente os isquiotibiais a uma nova amplitude (ver a seta indicando a direção do alongamento ativo na Figura 2.4c).

Principais diferenças na realização do alongamento facilitado

- O paciente move ativamente o membro até a posição inicial do alongamento. A maioria das técnicas de alongamento por FNP é realizada passivamente (isto é, o terapeuta move o membro até a posição inicial).
- O paciente inicia a contração isométrica, e o terapeuta apenas oferece a resistência correspondente. Em contraste, na maior parte das técnicas de alongamento por FNP, o terapeuta direciona o paciente a "segurar" enquanto aplica a pressão contrária ao movimento.
- O paciente move ativamente o membro até a nova ADM, e o terapeuta evita adicionar qualquer alongamento passivo até que todo o movimento ativo tenha sido alcançado.

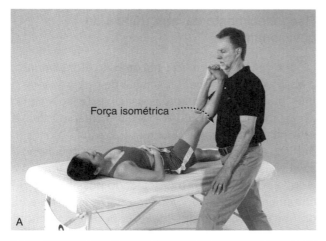
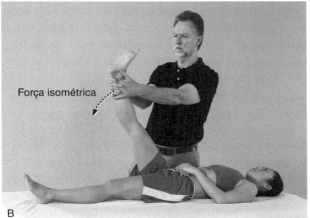
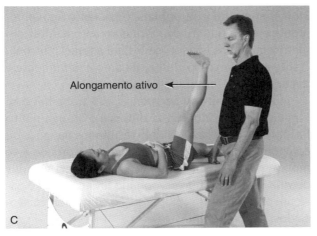

FIGURA 2.4 Alongamento facilitado para os isquiotibiais. (A) Depois que o paciente move ativamente a perna para estender os isquiotibiais até a máxima amplitude livre de dor, o terapeuta apoia a perna usando uma biomecânica adequada e direciona o paciente a empurrar sua perna em direção à maca ou colchonete. O terapeuta oferece apenas a resistência necessária para coincidir com a contração isométrica dos isquiotibiais do paciente. (B) Esta foto ilustra uma posição de manutenção alternativa para o terapeuta. (C) O paciente se move ativamente para um alongamento mais profundo. O terapeuta não empurra a perna.

Esta sequência de três passos do alongamento facilitado foi desenvolvida ao longo de anos de prática clínica. Baseou-se originalmente na premissa de que se está ativando dois efeitos neurológicos: inibição recíproca e relaxamento pós-isométrico.

Conforme discutido no Capítulo 1, o consenso científico atual é de que estes efeitos podem não ocorrer consistentemente como se acreditava antes. Infelizmente, não se tem nenhuma evidência consistente das razões fisiológicas que levam o alongamento a ser muito mais eficaz usando técnicas facilitadas. As pesquisas apontam para várias hipóteses: aumento da tolerância ao alongamento ou alterações nas propriedades viscoelásticas do músculo alongado (Chalmers, 2002, 2004; Weppler e Magnusson, 2010), ou uma interação multifatorial mais complexa que inclui um pouco de inibição dos órgãos tendinosos de Golgi (OTG), resposta do fuso muscular ao alongamento e aumento na tolerância ao alongamento (Sheard e Paine, 2010).

Empoderamento do paciente para assumir um papel ativo

Além de sua eficácia, há uma base filosófica mais profunda para o uso do alongamento facilitado em detrimento de outros estilos de alongamento. As modalidades passivas de alongamento, em que o terapeuta faz o alongamento para ou pelo paciente, incentivam o paciente a se tornar dependente de um terapeuta. O alongamento facilitado é ativo, e como o paciente ganha flexibilidade facilmente usando essas técnicas, ele se sentirá mais motivado a continuar se alongando por conta própria. Isso ajuda o paciente a não se tornar dependente de outra pessoa. Com o alongamento facilitado, o paciente aprende a fazer o trabalho por si mesmo e a se tornar mais consciente de seu corpo no processo.

Um dos desafios com qualquer técnica de alongamento é manter uma prática consistente. O alongamento facilitado é feito pelo paciente, e o terapeuta age apenas como facilitador. Enfatiza-se o autoalongamento para que o paciente possa fazê-lo sozinho, usando uma faixa de alongamento, uma porta ou um equipamento de exercícios da academia para substituir o terapeuta. Estas técnicas de autoalongamento são fáceis de aprender. Além disso, como o paciente se sente motivado quando vê os resultados, e como as técnicas envolvem a mente e o corpo, ele terá uma probabilidade muito maior de continuar praticando os alongamentos como parte de um programa domiciliar.

Acionamento dos músculos para melhorar a função neuromuscular

O alongamento facilitado é projetado para melhorar a comunicação entre os músculos e o sistema nervoso. Os músculos fazem apenas o que o sistema nervoso lhes ordena que façam. Portanto, essa interação deve ser clara. Quando os músculos estão ativamente envolvidos em toda a rotina, ocorre a aprendizagem, que lhes possibilita trabalhar de maneira mais eficiente. No alongamento passivo, isso não ocorre, porque uma força externa está fazendo a maior parte do trabalho, sendo exigido pouco comprometimento neurológico ou muscular do paciente.

Uso de comandos verbais

Em geral, durante a fase isométrica, a instrução para o paciente será um comando verbal, como "empurre", "puxe", "vire", "torça" ou "chute". Isto comunica claramente o que se deseja que aconteça. Ao pedir ao paciente que "resista", está sendo comunicado que será feito algo contra o qual ele precisa lutar. Na verdade, o objetivo é que ele contraia o músculo, cuja força o terapeuta, como facilitador, vai resistir. O uso de comandos verbais também se relaciona com a discussão sobre empoderar o paciente a assumir um papel ativo, em vez de passivo, no processo.

Incentivo à respiração normal

Os músculos precisam de oxigênio para trabalhar. Contudo, muitas vezes tem-se o hábito de prender a respiração durante um esforço muscular intenso. Como conciliar esses dois fatos conflitantes? Acredita-se que é mais importante respirar, especialmente porque não se está pedindo um esforço máximo por parte do paciente durante momento algum da sequência. Em segundo lugar, prender a respiração durante a fase isométrica muitas vezes é acompanhado por recrutamento compensatório de outros músculos. Terceiro, há algum risco de que prender a respiração durante a contração muscular possa aumentar a pressão arterial. É fácil monitorar a respiração do paciente e a do próprio terapeuta durante todo o processo. Encontrou-se que dois ciclos de respiração normal (inspiração e expiração) levam cerca de 6 segundos, que é o tempo pretendido de contração isométrica.

Reconhecimento da importância do posicionamento

Para obter o benefício máximo do alongamento, o objetivo é posicionar o paciente de modo a isolar o músculo alvo tanto quanto possível. Este isolamento assegura que o músculo alvo é o principal músculo a se contrair durante a fase isométrica e que é alongado durante a fase de alongamento. Embora seja impossível isolar e ativar completamente apenas um músculo, o posicionamento descuidado possibilita o recrutamento inadequado dos músculos e interfere na obtenção de resultados ideais com o alongamento facilitado (Figura 2.5). Como o paciente faz a maior parte do trabalho no alongamento facilitado, é comum ver a ocorrência de padrões de compensação, especialmente durante a fase isométrica. Por esta razão, é necessário prestar atenção à mecânica e à estabilização do paciente.

Consciência dos padrões de compensação

Todos desenvolvem padrões compensatórios de contração muscular para compensar uma fraqueza ou desequilíbrio muscular, distorções posturais, irregularidades estruturais e similares. Ao realizar o alongamento facilitado, muitos desses padrões compensatórios se tornam óbvios. Por exemplo, ao facilitar um alongamento de isquiotibiais, o paciente frequentemente eleva o quadril da maca enquanto contrai isometricamente os isquiotibiais. Esta alteração inconsciente aciona mais o glúteo máximo e geralmente é decorrente de isquiotibiais fracos.

Ao estar ciente da compensação e trabalhar com o paciente para eliminá-la durante o alongamento facilitado, obtém-se melhores resultados na maca ou colchonete de exercícios, e o paciente aprende a se mover com mais eficiência durantes suas atividades de vida diária. Quando apropriado, indicam-se ao paciente os padrões de compensação comumente associados a um alongamento.

É valioso para o paciente desempenhar um papel ativo na prevenção da compensação durante o trabalho de alongamento. Este aprendizado ativo se traduz em sua vida diária. Se o paciente pode aprender a usar o glúteo máximo e os isquiotibiais sem compensação sobre a maca ou o colchonete, então terá maior propensão a levar esse comportamento novo e correto para suas atividades cotidianas.

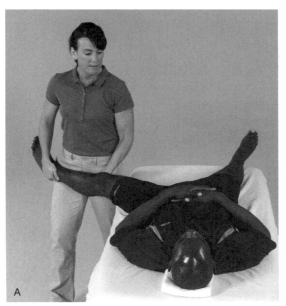 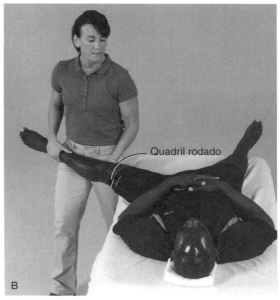

FIGURA 2.5 A importância do posicionamento. (A) Posição adequada para isolar os músculos alvo durante o alongamento dos adutores de quadril em decúbito dorsal. (B) A posição inadequada, permitindo que o quadril rode lateralmente, muda o foco para os isquiotibiais, em vez de para os adutores.

Há outro componente do maior envolvimento por parte do paciente na estabilização de seu movimento: a descoberta de aspectos dos quais ele não tem conhecimento. Por exemplo, na tentativa de alongar o músculo quadrado do lombo, muitas pessoas são incapazes de isolar este músculo. Elas começam a recrutar outros músculos inadequadamente ao tentar fazer o movimento simples necessário para o alongamento. Esta descoberta possibilita que o terapeuta e o paciente trabalhem juntos para descobrir como contrair isoladamente o quadrado do lombo. A aprendizagem resultante é extremamente útil para o paciente quanto ele a incorpora em sua vida diária.

SEQUÊNCIA DETALHADA PARA O ALONGAMENTO FACILITADO

Como mencionado anteriormente, o alongamento facilitado geralmente é feito com um terapeuta, embora muitos dos alongamentos possam ser feitos isoladamente, com o uso de acessórios. As etapas mais detalhadas envolvidas em um alongamento facilitado assistido por um terapeuta são as seguintes:

1. O paciente estende ativamente o músculo a ser alongado (o músculo alvo) até sua máxima amplitude livre de dor. Isso também é chamado de barreira de tecidos moles ou barreira de alongamento. Por exemplo, quando se deseja alongar os isquiotibiais, deve-se colocar o paciente em decúbito dorsal e este deve contrair os músculos quadríceps femoral e psoas (flexores do quadril), de modo a levantar ativamente a perna o mais alto possível, mantendo o joelho estendido. Pode ser necessário lembrar delicadamente o paciente de manter o joelho estendido enquanto ele eleva a perna. Isto alonga os isquiotibiais até sua amplitude máxima (ver Figura 2.4a).

2. O terapeuta posiciona-se de modo a oferecer resistência contra a contração isométrica do músculo alvo do paciente. Para alongar os isquiotibiais, o terapeuta apoia a perna do paciente contra seu ombro (consulte a Figura 2.4a) ou a segura com as duas mãos (consulte a Figura 2.4b).

3. O paciente é orientado a começar a "empurrar" ou "puxar" lentamente, contraindo isometricamente o músculo alvo enquanto se fornece a resistência correspondente. Não se deve permitir que o paciente supere essa resistência. Quando o paciente alcançar o nível adequado de contração isométrica (força forte, mas não máxima), ela é mantida por 6 segundos (dois ciclos de respiração).

4. Após uma contração de 6 segundos, o paciente relaxa e inspira profundamente. Durante este tempo, deve-se manter o membro na posição inicial.

5. Ao expirar, o paciente contrai os músculos opostos (neste caso, o quadríceps femoral e o psoas) e traciona o músculo alvo para um alongamento mais

> ### Princípios do autoalongamento
>
> De acordo com o exposto sobre a aprendizagem do paciente e autoajuda, o objetivo é ensinar o paciente a incorporar o alongamento facilitado em sua rotina diária sem a necessidade de um terapeuta. Durante as sessões de alongamento com o terapeuta, este pode apontar padrões de compensação, enfatizar diferentes aspectos de um padrão espiral específico e refinar a técnica. Em um programa domiciliar, a aprendizagem é reforçada por meio da prática diária, e a flexibilidade geral ou reabilitação (ou ambos) do paciente progridem mais rapidamente. Por estas razões, a maior parte dos alongamentos apresentados neste livro inclui uma versão de autoalongamento. Os princípios para o autoalongamento são idênticos aos do trabalho com um terapeuta:
>
> - Usar o posicionamento adequado para isolar o músculo alvo.
> - Usar a autoestabilização para evitar compensações.
> - Respirar corretamente.
> - Empregar o esforço adequado durante a fase isométrica.
> - Alongar o músculo alvo contraindo o músculo oposto.
> - Manter-se livre de dor ao longo da sequência.

profundo (ver Figura 2.4c). O terapeuta não deve empurrar nem puxar para forçar o alongamento.
6. Agora, o terapeuta passa para a nova posição para oferecer resistência mais uma vez.
7. Repetir o processo duas ou três vezes.

O alongamento facilitado deve sempre ser livre de dor. Se o paciente experimentar dor, tenta-se reposicionar o membro ou usar menos força durante a contração isométrica do músculo alvo. Se a dor persistir, não usar a técnica para esse músculo específico até que se tenha determinado por que ela está causando dor.

CONSIDERAÇÕES DE SEGURANÇA PARA O ALONGAMENTO FACILITADO

Os alongamentos facilitados não envolvem praticamente nenhum risco de lesão, porque há pouco ou nenhum movimento passivo envolvido – o paciente faz o trabalho. O terapeuta atua apenas como facilitador da técnica, e não faz nenhuma tentativa de incrementar o alongamento. Este fator aborda a preocupação de alguns pesquisadores de que parceiros mal treinados ou desatentos poderiam causar lesões por serem muito vigorosos ao mover o membro para uma nova amplitude de movimento (Beaulieu, 1981; Surburg, 1981).

Alongar com segurança é de extrema preocupação tanto para o paciente quanto para o terapeuta. Usar uma mecânica corporal adequada é extremamente importante durante todas as fases do alongamento, mas especialmente durante a fase isométrica. O paciente e o terapeuta precisam planejar cuidadosamente e se comunicar livremente entre si. O terapeuta pode estar gastando energia desnecessária (por causa da má ergonomia) na aplicação da resistência, ou o paciente pode estar esforçando-se demais. O terapeuta pode se ferir ao usar negligentemente essas técnicas, e pode desenvolver síndromes de uso excessivo desnecessariamente.

Segurança para o terapeuta

Durante o alongamento facilitado, o terapeuta pode estar em risco de lesões se não cuidar de si mesmo. Ele deve prestar atenção à sua própria postura e mecânica corporal, o que pode eliminar a possibilidade de lesões. Vale lembrar dos pontos a seguir:

- Ao trabalhar, prestar atenção nas próprias pernas e pés. Usar uma postura forte para ajudar a permanecer em equilíbrio e estável, especialmente quando se resiste à contração isométrica do paciente. A postura forte normalmente será a de avanço modificado, com um pé à frente e outro atrás, com a pelve voltada para a linha de força. Manter os joelhos ligeiramente flexionados e concentrar-se em usar os músculos da perna. Manter o seu peso uniformemente distribuído sobre os dois pés, manter o alongamento nas costas e no pescoço e possibilitar que a cabeça fique confortavelmente disposta sobre os ombros (Figura 2.6).

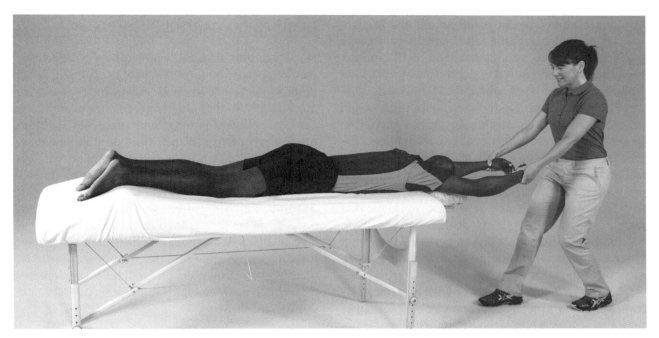

FIGURA 2.6 Observe a postura forte do terapeuta, um avanço para a frente modificado, com a pelve voltada para a linha de força.

- Estar ciente de manter sua coluna alongada enquanto trabalha, em vez de desmoronar sobre si mesmo. Esta posição ajuda a evitar o estresse excessivo sobre suas vértebras.
- Manter a região lombar retificada para reduzir a pressão sobre a coluna lombar. Isso ajuda a evitar uma lombalgia. Contrair os músculos abdominais para ajudar a impedir que as costas se arqueiem muito.
- Evitar torcer-se ou flexionar-se desnecessariamente. Em vez disso, o terapeuta deve fazer o paciente se mover para acomodá-lo.
- Usar os grandes músculos do tronco e membros para resistir à contração isométrica, em vez de músculos menores e mais fracos. Por exemplo, fazer o paciente empurrar contra o ombro em vez de contra o braço durante o alongamento dos isquiotibiais.
- O terapeuta deve lembrar que é ele quem controla a força da contração isométrica do paciente. Fornecer resistência apenas até o nível confortável e, em seguida, pedir ao paciente que mantenha este nível de esforço. Não é necessário que o paciente exerça o esforço máximo para que o alongamento seja eficaz.
- Para evitar perder o equilíbrio durante a atuação, o terapeuta precisa controlar a sessão e dar os comandos para estar preparado para resistir à contração isométrica. Certificar-se de que o paciente começa lentamente durante a fase isométrica.
- Parar imediatamente se o terapeuta ou o paciente sentirem dor, discutir o que está acontecendo para determinar a causa e corrigir o problema antes de continuar.

Segurança para o paciente

Quando um paciente está aprendendo o alongamento facilitado, é comum que ele faça esforço em excesso, perca o foco e interprete erroneamente as instruções para cada alongamento. Para manter o paciente seguro, é preciso certificar-se de prosseguir lentamente, garantir que ele entenda as instruções e impedi-lo de se esforçar demasiadamente.

É importante ter certeza de que o paciente está posicionado corretamente para o alongamento, que ele está respirando ao longo da sequência, e que ele está sem dor durante todo o processo.

Redução da fadiga para o paciente e para o terapeuta

Como o alongamento facilitado é uma forma ativa de trabalho, pode ser fatigante tanto para o paciente quanto para o terapeuta. A prevenção da fadiga pode reduzir a possibilidade de lesões.

Para o paciente, é importante lembrar que o esforço máximo não é necessário, e sim apenas uma contração moderada do músculo alvo durante a fase isométrica. Isso pode ser especialmente importante para pacientes que não fazem exercícios regularmente, porque podem experimentar dor muscular no dia seguinte caso se esforcem muito.

Para o terapeuta, a redução da fadiga torna-se um problema se ele tiver de atender várias pessoas ao longo do dia. Se ele estiver cansado, há maior probabilidade de lesões. Um dos benefícios do alongamento facilitado é que o paciente faz a maior parte do trabalho. A principal tarefa do terapeuta é ajudar o paciente, não fazer o trabalho por ele. O paciente move o membro até a posição inicial; não é preciso levantá-lo nem apoiá-lo, exceto por breves períodos durante a sequência. Sempre que possível, relaxar durante a sessão e fazer apenas o esforço necessário.

Se o terapeuta estiver usando uma mecânica corporal adequada, normalmente terá uma vantagem mecânica ao resistir à contração isométrica do paciente. Este braço de alavanca possibilita realizar o trabalho com o mínimo esforço físico.

RESUMO DO CAPÍTULO

Neste capítulo, revisou-se a história e o desenvolvimento da FNP, seu foco na natureza espiral-diagonal do movimento e a expansão das técnicas de alongamento da FNP, além da fisioterapia para ambientes clínicos, centros de treinamento e academias. Discutiram-se os quatro principais tipos de alongamento da FNP (CA, CR, MR e MRCA) e categorizou-se o alongamento facilitado como uma modalidade modificada de alongamento por MRCA. Resumiu-se um processo de três passos para realizar alongamentos facilitados, ofereceu-se um protocolo passo a passo mais detalhado e enfatizou-se a importância de realizar alongamentos com segurança e sem dor nem desconforto. No Capítulo 3, analisa-se em profundidade o aprendizado e o uso dos padrões espirais-diagonais da FNP.

Capítulo 3

Uso dos Padrões em espiral-diagonal da FNP

A facilitação neuromuscular proprioceptiva (FNP) baseia-se no reconhecimento e no treinamento dos padrões de movimento em espiral-diagonal identificados pelos fundadores do método. Esta natureza espiral-diagonal dos movimentos normais surge a partir do desenho do sistema esquelético e da inserção dos músculos sobre ele. Os músculos se espiralam em torno dos ossos da origem à inserção (Figura 3.1); portanto, quando se contraem, eles tendem a criar esse movimento em espiral. Os padrões espirais da FNP são triplanares, e cada padrão inclui:

- Flexão ou extensão.
- Adução ou abdução.
- Rotação medial ou lateral.

Estes componentes em espiral do movimento são especialmente perceptíveis nos braços, que tendem a oscilar cruzando o corpo enquanto se anda ou corre. Quando o bíceps braquial se contrai, não só flexiona o cotovelo, mas também roda (supina) o antebraço. Muitos músculos são efetivamente capazes de realizar movimentos em três planos. Por exemplo, o músculo iliopsoas (Figura 3.1) flexiona o quadril (a ação dominante), mas também auxilia na adução e na rotação lateral do fêmur.

O movimento desprovido de componentes espiral e diagonal tem aparência e aspecto rígido, estranho e desajeitado. O movimento coordenado e gracioso pode ser comprometido por lesões, ou mais insidiosamente quando se limitam os padrões de movimento por meio da habituação.

Um dos principais benefícios de aprender e usar os padrões espirais da FNP é restaurar ou melhorar o movimento coordenado e gracioso que incorpora múltiplos planos e eixos de movimento.

QUANDO E POR QUE USAR ALONGAMENTOS EM PADRÃO ESPIRAL

Os padrões espirais da FNP são usados em toda a amplitude de movimento na fisioterapia, terapia ocupacional e clínicas de medicina esportiva, bem como no treinamento de força muscular para aumentar a força, a coordenação e a flexibilidade. O alongamento facilitado concentra-se principalmente em melhorar a amplitude de movimento (ADM) em cada extremo do padrão espiral.

Os alongamentos em espiral-diagonal aumentam a flexibilidade e a coordenação de grupos sinérgicos de músculos que atuam em conjunto. Usar estes padrões tridimensionais possibilita alongar grupos de músculos simultaneamente, alcançando, assim, um maior benefício em um menor período, em comparação aos alongamentos em um plano único.

Os padrões também podem ser usados como ferramentas de avaliação para determinar quais músculos de um grupo sinérgico estão limitando o movimento, apresentando fraqueza ou não disparando na sequência apropriada. Uma vez identificadas estas deficiências, os alongamentos de plano único podem ser usados com os padrões para se concentrar em melhorar a função muscular que precisa ser trabalhada.

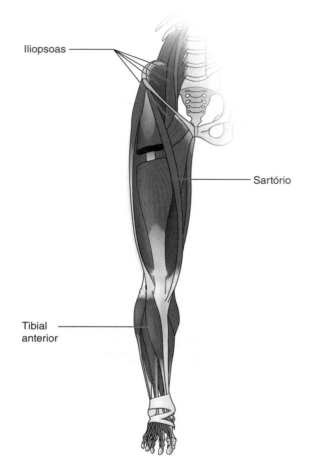

FIGURA 3.1 As inserções dos músculos iliopsoas (psoas maior), sartório e tibial anterior facilitam o movimento espiral-diagonal quando os músculos se contraem.

APRENDIZADO DOS PADRÕES POR MEIO DO MOVIMENTO LIVRE

Voss et al. (1985) sugerem a aprendizagem dos padrões espirais realizando-os como exercícios de movimento livre. Estes dão uma sensação do ritmo natural dos padrões e possibilitam que os padrões sejam sentidos em uma ADM completa. Mesmo que os padrões completos não sejam usados no alongamento facilitado, aprendê-los facilitará a visualização da ADM que se está tentando melhorar à medida que estes padrões são incorporados ao alongamento.

Os padrões podem ser usados para ajudar a melhorar a própria coordenação e podem ser tornados mais desafiadores quando se movem ambos os braços simultaneamente, se realiza um padrão diferente com cada braço ou se adiciona um padrão de perna na mistura. Vale experimentar e se divertir enquanto se exploram as conexões entre cérebro e músculos.

Padrões para o membro superior

Existem dois padrões básicos de FNP para o membro superior: diagonal um (D1) e diagonal dois (D2). Cada padrão pode ser dividido em duas partes: flexão e extensão. A sequência de movimento para o padrão de extensão D1 é exatamente o oposto da sequência para o padrão de flexão D1. O mesmo é verdadeiro para o padrão de extensão D2 e o padrão de flexão D2.

Padrão D1 para o membro superior

A diagonal um (D1) pode ser dividida em flexão D1 e extensão D1. O padrão de flexão D1 termina com o ombro em flexão, adução e rotação lateral. Quando você está sentado em seu carro e utiliza seu braço direito para pegar o cinto de segurança, você está fazendo uma versão do padrão de flexão D1 (Figura 3.2a). O padrão de extensão D1 termina com o ombro em extensão, abdução e rotação medial. Continuando com o exemplo do cinto de segurança, quando você puxa o cinto de segurança para baixo, cruzando o corpo para prendê-lo no encaixe, você está fazendo uma versão do padrão de extensão D1 (Figura 3.2b). A descrição de D1 faz mais sentido quando você realiza o padrão, em vez de apenas ler sobre ele. Por favor, reserve alguns minutos e pratique o padrão D1 antes de continuar.

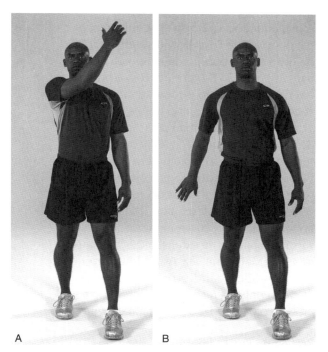

FIGURA 3.2 Padrão D1 para o membro superior. (A) O extremo de flexão de D1 ("pegar o cinto de segurança") e (B) o extremo de extensão de D1 ("afivelar o cinto de segurança").

Prática do D1: membro superior

1. Em pé, leve o membro superior direito para cima cruzando o corpo, com o braço rodado de modo que o polegar aponte para a frente, como na Figura 3.2a. Especificamente, trata-se de flexão, adução horizontal e rotação lateral do úmero. O antebraço direito está supinado, e o pulso e os dedos estão flexionados.
2. Alcance a amplitude máxima em cada plano de movimento, a fim de alongar completamente todos os músculos envolvidos. Esta é a posição final para o padrão de flexão D1.
3. A partir desta posição inicial, rode lentamente e leve o membro superior diagonalmente para baixo, para fora e para trás, de modo a levar o braço e a mão à posição mostrada na Figura 3.2b. Este movimento mistura rotação medial, abdução e extensão do úmero; pronação do antebraço; e extensão do pulso e dos dedos. Esta é a posição final para o padrão de extensão D1.
4. A partir desta posição, refaça seu movimento de modo a chegar mais uma vez no extremo de flexão de D1.

A prática leva à perfeição

Repita esses padrões várias vezes com cada braço e, em seguida, com os dois juntos, até sentir o ritmo. Que atividades usam movimentos como este? Arremessar um *frisbee*, dar uma tacada de golfe ou de beisebol, pegar um chapéu e colocá-lo em sua cabeça, trabalhar como caixa de supermercado, alimentar-se e usar um cinto de segurança no carro são atividades que usam padrões de movimento que têm componentes do padrão D1.

Dar apelidos aos extremos dos dois padrões pode ajudá-lo a se lembrar deles. Pense no padrão de flexão D1 (Figura 3.2a) como "pegar o cinto de segurança". "Afivelar o cinto de segurança", como na Figura 3.2b, coloca você no padrão de extensão D1.

Padrão D2 para o membro superior

A diagonal dois (D2) usa uma linha diagonal oposta à de D1 e é dividida em padrão de flexão D2 e padrão de extensão D2. O padrão de flexão D2 termina com o ombro em flexão, abdução e rotação lateral. Se você estivesse brandindo uma espada no ar, estaria fazendo uma versão do padrão de flexão D2 (Figura 3.3a). O padrão de extensão D2 termina com o ombro em extensão, adução e rotação medial. Continuando com o exemplo da espada, se você estivesse colocando uma espada em sua bainha no seu quadril oposto, estaria fazendo uma versão do padrão de extensão D2 (ver Figura 3.3b). Mais uma vez, os padrões fazem mais sentido quando você os realiza na prática. Por favor, reserve algum tempo para praticar o padrão D2 antes de prosseguir.

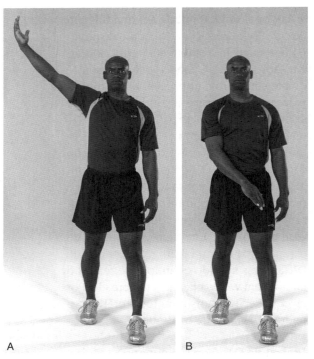

FIGURA 3.3 Padrão D2 para o membro superior. (A) O extremo do padrão de flexão D2 ("desembainhar uma espada") e (B) o extremo do padrão de extensão D2 ("embainhar uma espada").

Prática do D2: membro superior

1. Em pé, mova o membro superior direito para cima, para fora e ligeiramente para trás do corpo, com o ombro rodado de modo que o polegar fique voltado para trás, como na Figura 3.3a. A posição é de flexão, abdução e rotação lateral do úmero. O antebraço direito está supinado, com o pulso e os dedos estendidos.
2. Alcance a amplitude máxima em cada plano de movimento, a fim de alongar completamente todos os músculos envolvidos. Esta é a posição final para o padrão de flexão D2.
3. A partir desta posição inicial, rode lentamente e mova o braço diagonalmente para baixo cruzando o corpo, tocando o polegar direito em seu quadril esquerdo, terminando na mesma posição que o modelo da Figura 3.3b. Este movimento mistura rotação medial, adução e extensão do úmero. O antebraço realiza pronação, e o pulso e os dedos realizam flexão. Para fins de prática, você está agora na posição final do padrão de extensão D2. (O padrão, na verdade, termina com o braço atrás e cruzando diagonalmente as costas de modo a garantir que o ombro esteja totalmente estendido e rodado medialmente.)

Agora refaça seu movimento para retornar ao extremo de flexão do padrão D2.

A prática leva à perfeição

Repita esses padrões várias vezes com cada membro superior e, em seguida, com os dois membros superiores juntos, até que eles comecem a parecer naturais e fáceis. Que atividades usam movimentos como este? Arremessar uma bola, desembainhar uma espada, usar um bastão de hóquei, carregar e empilhar pesos, lavar janelas e tirar uma camiseta pela cabeça são atividades que usam padrões de movimento que têm componentes do padrão D2.

Novamente, dar apelidos aos padrões pode ajudá-lo a se lembrar dos extremos dos padrões. O padrão de flexão D2 (Figura 3.3a) será chamado de "desembainhar uma espada", e o padrão de extensão D2 (Figura 3.3b), de "embainhar uma espada".

Padrões para o membro inferior

Quando você se sentir competente nos padrões de membro superior, você pode passar para os de membro inferior. Como com o membro superior, existem dois padrões para o membro inferior: D1 e D2. Estes também podem ser divididos em duas partes: flexão e extensão. Os padrões de membro inferior são semelhantes aos de membro superior, mas não idênticos.

Padrão D1 para o membro inferior

A diagonal um (D1) pode ser dividida em flexão D1 e extensão D1. O padrão de flexão D1 termina com o quadril em flexão, adução e rotação lateral (Figura 3.4a). Quando você chuta uma bola de futebol, provavelmente acabará com sua perna chutando em flexão D1. O padrão de extensão D1 termina com o quadril em extensão, abdução e rotação medial (Figura 3.4b). Durante a caminhada e a corrida, quando seu membro inferior de trás sai do chão, é provável que esteja no padrão de extensão D1. A prática ativa tornará isso mais fácil de entender. Você achará mais fácil realizar esta prática se estiver se apoiando em algo para ajudar no equilíbrio e suporte.

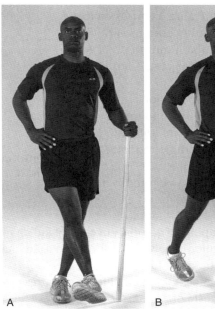

FIGURA 3.4 Padrão D1 para o membro inferior. (A) O extremo do padrão de flexão D1 ("chute do futebol") e (B) o extremo do padrão de extensão D1 ("retirada dos artelhos").

Prática do D1: membro inferior

1. Em pé, mova seu membro inferior direito para frente cruzando o corpo, rodando o membro de modo que seu pé aponte para a direita. O quadril está em flexão, adução e rotação lateral; o pé está em dorsiflexão e inversão; e os artelhos estão em extensão.
2. Alcance a amplitude máxima em cada plano de movimento, a fim de alongar completamente todos os músculos envolvidos. Esta é a posição final para a flexão D1. Verifique sua posição em relação à posição mostrada na Figura 3.4a.
3. Oscile lentamente o membro inferior, começando com rotação medial, até terminar com a perna para trás e longe de seu corpo, com o pé apontando para a esquerda. O quadril está em extensão, abdução e rotação medial; o pé está em flexão plantar e eversão; e os artelhos estão em flexão. Compare sua posição com a do modelo na Figura 3.4b. Esta é a posição final para a extensão D1.
4. A partir desta posição, refaça o seu movimento para retornar o membro ao extremo de flexão do padrão D1.

A prática leva à perfeição

Oscile seu membro inferior neste padrão diversas vezes para sentir o ritmo dele. Muitas atividades desportivas requerem aspectos do padrão D1. Dançarinos, patinadores e jogadores de futebol, citando apenas alguns, precisam de coordenação e flexibilidade no padrão D1. O padrão de flexão D1 (Figura 3.4a) é chamado de "chute do futebol". Você pode se lembrar da extensão D1 (Figura 3.4b) como "retirada dos artelhos".

Padrão D2 para o membro inferior

A diagonal dois (D2) usa a linha diagonal oposta ao padrão D1 e também é dividida em padrão de flexão D2 e padrão de extensão D2. O padrão de flexão D2 termina em flexão, abdução e rotação medial do quadril (Figura 3.5a). Os esquiadores reconhecerão isto como a posição *snowplow*. O padrão de extensão D2 termina em extensão, adução e rotação lateral (Figura 3.5b). Os dançarinos de balé reconhecerão esta posição como sendo similar à quinta posição. A prática ativa torna isso mais claro.

Prática D2: membro inferior

1. Em pé, mova o membro inferior direito para frente e para longe do corpo, rodando o quadril de modo que o pé aponte para a esquerda. O quadril está em flexão, abdução e rotação medial. O pé está em dorsiflexão e eversão, e os artelhos estão estendidos.

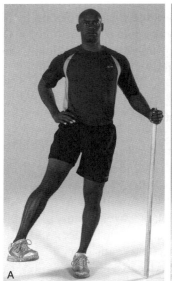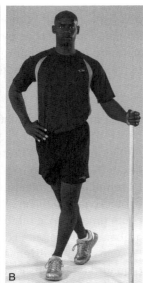

FIGURA 3.5 Padrão D2 para o membro inferior. (A) O extremo do padrão de flexão D2 ("*snowplow*") e (B) o extremo do padrão de extensão D2 ("quinta posição").

2. Alcance a amplitude máxima em cada plano de movimento, a fim de alongar completamente todos os músculos envolvidos. Esta é a posição final para o padrão de flexão D2. Compare sua posição com a do modelo na Figura 3.5a.
3. Oscile lentamente o membro inferior para trás e cruzando o corpo, rodando o quadril lateralmente. O quadril está em extensão. O pé está em flexão plantar e inversão, e os artelhos estão flexionados.
4. Alcance a amplitude máxima em cada plano de movimento, a fim de alongar completamente todos os músculos envolvidos. Você alcançou o extremo do padrão de extensão D2. Verifique sua posição com a mostrada na Figura 3.5b.

A prática leva à perfeição

Enquanto pratica este padrão D2 algumas vezes, você se lembra de alguma atividade? Se você é um esquiador, você pode reconhecer os componentes da técnica *snowplow* no padrão de flexão D2. Para ajudá-lo a se lembrar, o padrão de flexão D2 será chamado de "*snowplow*" (Figura 3.5a). O padrão de extensão D2 lembra algumas pessoas de uma posição do balé, por isso, tal padrão será chamado de "quinta posição" (Figura 3.5b).

Aquecimentos dinâmicos com o uso dos padrões

Praticar os padrões como parte de um aquecimento dinâmico (Figura 3.6) é uma excelente forma de reforçar a memória do que cada padrão implica e de envolver completamente todos os músculos dos membros superiores e inferiores no aquecimento. Usar os padrões como parte de um aquecimento ajuda a melhorar a coordenação e pode ser tornado mais desafiador movendo os dois braços simultaneamente, realizando um padrão diferente com cada braço, ou adicionando um padrão de perna à mistura. Experimente e divirta-se enquanto explora as conexões entre cérebro e músculos.

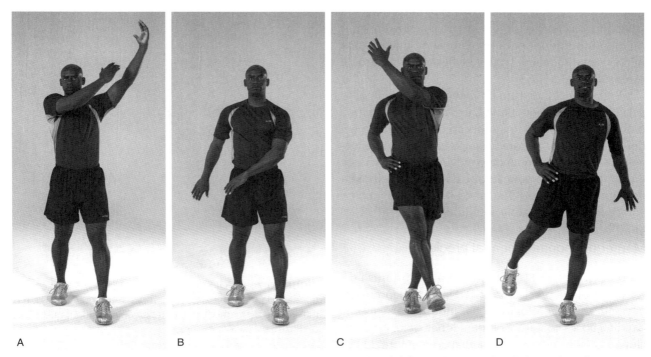

FIGURA 3.6 Mistura de padrões durante o aquecimento dinâmico. (A) O membro superior direito está em flexão D1 e o membro superior esquerdo está em flexão D2. (B) O membro superior direito está em extensão D1 e o membro superior esquerdo está em extensão D2. (C) O membro inferior direito e o membro superior esquerdo estão em flexão D1. (D) O membro inferior direito e o membro superior esquerdo estão em extensão D1.

ALONGAMENTO FACILITADO COM USO DOS PADRÕES

Os padrões completos de espiral-diagonal passam pelos três planos de movimento: extensão ou flexão, adução ou abdução e rotação medial ou lateral. Quando o objetivo é restaurar ou aumentar a força e a coordenação, bem como aumentar a ADM, realizar o movimento ao longo de todo o padrão diagonal é a estratégia mais eficaz. No alongamento facilitado, o principal objetivo é aumentar a ADM de forma rápida e eficaz, em vez de melhorar a força e a coordenação.

Trabalho na amplitude máxima

Como o objetivo no alongamento é aumentar a amplitude, empregue apenas a amplitude máxima do padrão e não deixe que o membro a ultrapasse. O paciente assume a posição final do padrão (direção do agonista), mas suas tentativas de mover o membro para o extremo oposto do padrão (direção do antagonista) são isométricas (ou seja, empurra ou puxa nos três planos de movimento, mas não ocorre movimento algum). O alongamento ocorre após a fase isométrica, quando o paciente se move ativamente em direção à amplitude máxima do padrão (direção do agonista).

Mistura de adução e flexão ou abdução e extensão

Ao usar os padrões, o objetivo é enfatizar a linha diagonal do alongamento. Por exemplo, no extremo de flexão do padrão D1, o objetivo é mesclar adução e flexão em vez de utilizar apenas um destes movimentos. Pode ser útil visualizar uma linha diagonal ligando cantos opostos da maca ou *mat* de alongamento em que o paciente está deitado. Use esta linha diagonal como um guia para o movimento do membro superior ou membro inferior para ter certeza de que há uma mistura equilibrada de adução e flexão ou abdução e extensão (Figura 3.7).

Embora esta mistura de movimento geralmente seja o que é desejado, pode haver momentos em que o objetivo é priorizar uma direção de movimento em detrimento da outra para alcançar um desfecho específico. Por exemplo, quando o movimento do paciente é mais limitado na adução que na flexão, melhore a amplitude em adução desviando-se da diagonal para enfatizar mais a adução e menos a flexão.

Manter um contato manual preciso

Os praticantes da FNP enfatizam a importância do contato manual preciso na FNP (Figura 3.8), porque o paciente está neurologicamente induzido a se mover em direção ao contato, não para longe dele. Ao posicionar as mãos no aspecto medial do membro do paciente, o terapeuta deve direcioná-lo verbalmente a empurrar ou puxar nessa direção. Pedir que empurre lateralmente enquanto segura no aspecto medial pode ser muito confuso para o paciente, porque os comandos verbais não combinam com as pistas proprioceptivas que as mãos do terapeuta estão comunicando.

ALONGAMENTOS DE MEMBROS INFERIORES COM USO DOS PADRÕES

Nem todos os padrões espirais para o membro inferior se prestam ao alongamento. Por exemplo, o extremo do padrão de extensão D2 é muito difícil de executar. Portanto, esta seção aborda os alongamentos mais fáceis de aprender e usar. Em circunstâncias especiais com um paciente específico, o terapeuta tem liberdade para ser criativo no desenvolvimento de outros alongamentos com base nos princípios da FNP e dos padrões para o membro inferior.

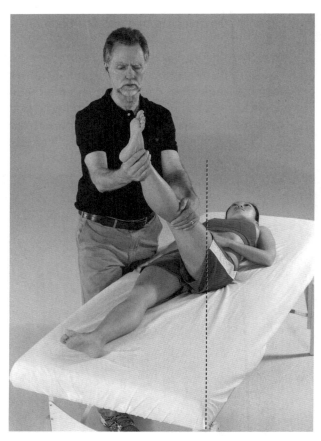

FIGURA 3.7 Visualize uma linha diagonal ligando os cantos opostos da maca. Use esta linha como um guia para que o movimento do membro inferior tenha uma mistura equilibrada de flexão e adução.

Em comparação aos alongamentos em um único plano, usar os padrões em espiral requer mais concentração tanto do paciente quanto do terapeuta. Consequentemente, recomenda-se mover passivamente o paciente ao longo do padrão várias vezes antes de tentar realizar a sequência de alongamento. Isto facilitará a compreensão sobre o que é esperado dele.

Vale lembrar que estes alongamentos são projetados para melhorar a amplitude de movimento no extremo do padrão. Portanto, deve-se começar com o paciente no extremo de sua amplitude em todos os três planos de movimento. Na fase isométrica, o paciente tenta se deslocar contra os três planos opostos (isto é, no sentido da direção encurtada). Depois da força isométrica, o alongamento ocorre quando o paciente se move nos três planos de movimento no sentido da direção estendida (alongada).

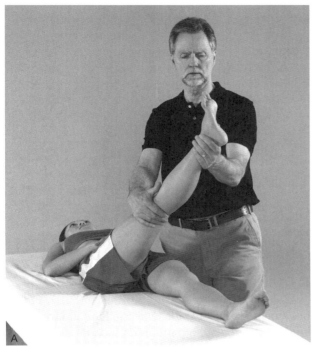 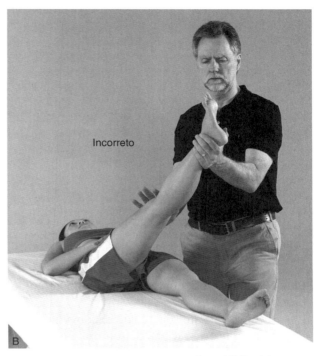

FIGURA 3.8 Contato manual enquanto o paciente é solicitado a empurrar para baixo e para fora. (A) Posicionamento manual correto e (B) posicionamento manual incorreto.

Alongamento do "chute do futebol" com o auxílio de um terapeuta (extremo de flexão D1)

Este alongamento aumenta a ADM em flexão, adução e rotação lateral de quadril.

1. O paciente está em decúbito dorsal sobre uma maca de tratamento ou um *mat* no chão (Figura 3.9), com o membro inferior esquerdo na máxima flexão, adução e rotação lateral. Seu pé está em dorsiflexão e inversão, e os artelhos estão estendidos. Esta é a posição inicial, que alonga os músculos alvo no extremo de amplitude. Tais músculos incluem os isquiotibiais (especialmente o bíceps femoral), glúteos, tensor da fáscia lata (TFL), gastrocnêmio (especialmente a cabeça lateral), sóleo e fibulares. Demonstre o padrão ao paciente passivamente e várias vezes para que ele saiba o que você espera que ele faça durante as fases isométrica e de alongamento.
2. Assuma uma posição estável, na qual seja possível apoiar e estabilizar confortavelmente o membro inferior do paciente. Lembre-se de que seu contato manual dá ao paciente pistas proprioceptivas sobre qual a maneira de empurrar ou puxar. A posição de suas mãos deve corresponder a seus comandos verbais.
3. Oriente o paciente a tentar iniciar lentamente o padrão de extensão D1, primeiro com rotação medial, depois com abdução e, em seguida, com extensão. ("Comece girando, então chute para baixo e para fora.") Uma vez que o paciente tenha alcançado o nível apropriado de esforço, esta contração isométrica deve ser mantida por 6 segundos. Certifique-se de que o paciente mantém ambos os quadris sobre a maca ou *mat* e inicia o movimento com o quadril, não com o pé.
4. Após o esforço isométrico, o paciente relaxa e inspira profundamente. Enquanto relaxa, mantém a perna na posição inicial.
5. Ao expirar, o paciente move o quadril em flexão, depois em adução e, então, em rotação lateral. Lembre-se que o objetivo é uma mistura de todas as três direções, a fim de manter o movimento em uma linha diagonal. O paciente aumenta a dorsiflexão e inversão do pé e a extensão dos artelhos. Apoie o membro inferior, mas não empurre nem aprofunde o alongamento.
6. Repita duas ou três vezes.

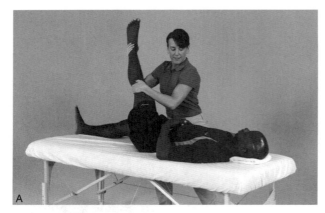 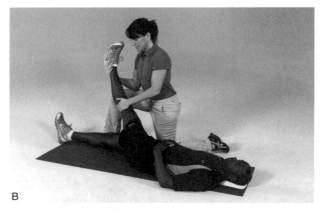

FIGURA 3.9 Alongamento do "chute do futebol" (padrão D1). O quadril esquerdo do paciente está flexionado, aduzido e rodado lateralmente. (A) Trabalhando em uma maca. (B) Trabalhando em um *mat* no chão.

Autoalongamento do "chute do futebol" (extremo de flexão D1)

1. Envolva o arco do pé direito com uma faixa de alongamento e, em seguida, enrole a faixa em torno da parte externa do tornozelo e por trás do tendão calcâneo até a parte interna da panturrilha. Deite-se em decúbito dorsal, com os membros inferiores estendidos.
2. Segure a faixa de alongamento, mas use o músculo quadríceps femoral para levantar o membro inferior direito o mais alto possível, com o joelho estendido. Agora mova o membro inferior em direção à linha média; em seguida, rode-o à direita, de modo que você olhe para a parte interna do joelho e do pé. Tracione a folga da faixa de alongamento. Este é o início do alongamento "chute do futebol" (Figura 3.10).
3. Comece lentamente e tente rodar o membro inferior para a esquerda; em seguida, empurre para baixo e para fora, como se você estivesse colocando-o no chão à sua direita. Respire normalmente. Use a faixa de alongamento para resistir a esta tentativa de movimento, e mantenha esta contração isométrica por 6 segundos. Então relaxe e respire.
4. Ao expirar, use os músculos do membro inferior, não a faixa de alongamento, para elevar mais o membro inferior, cruzando a linha média, e rode mais para a direita. Isto aprofunda o alongamento dos músculos alvo.
5. Repita duas ou três vezes.

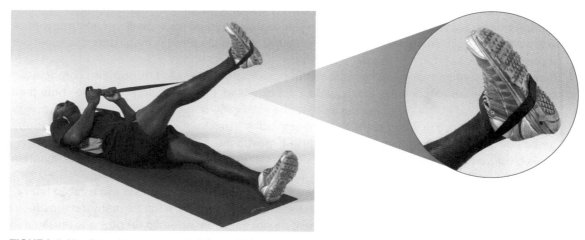

FIGURA 3.10 Autoalongamento do "chute do futebol". O detalhe mostra a colocação correta da faixa de alongamento em torno do tornozelo.

Alongamento de "retirada dos artelhos" com o auxílio de um terapeuta (extremo de extensão D1)

Este alongamento melhora a ADM em extensão, abdução e rotação medial de quadril. Como o paciente está em decúbito ventral neste alongamento, você pode ficar um pouco confuso quanto à rotação medial *versus* lateral. Será útil prestar atenção apenas à coxa e ignorar a posição da parte inferior da perna e pé ao determinar o que é rotação medial e o que é lateral.

1. O paciente está em decúbito ventral sobre uma maca de tratamento ou um *mat*, com o joelho esquerdo flexionado (Figura 3.11). Mantendo os quadris sobre a maca ou *mat*, o paciente levanta sua coxa na máxima extensão, abdução e rotação medial possível (a parte inferior da perna e o pé estarão apontando para fora, afastando-se da linha média). Manter os quadris apoiados sobre a superfície ajuda a evitar compensações e substituições musculares. Lembre-se que a amplitude normal de extensão do quadril é de apenas 30 graus. Se o paciente parece mais flexível que isso, procure se há hipermobilidade na região lombar. Esta posição inicial estende os músculos alvo à sua amplitude final. Tais músculos incluem o iliopsoas, o reto femoral, os adutores e rotadores laterais de quadril. Para este alongamento, a posição do pé e dos artelhos não é importante. O joelho está em flexão simplesmente para facilitar a elevação do membro inferior da maca pelo paciente. Se ele experimentar qualquer desconforto na região lombar nesta posição, pare e coloque um travesseiro sob seus quadris para deixá-lo mais confortável.
2. Apoie e estabilize o membro inferior colocando uma mão sob o joelho e a outra no tornozelo. Ao mesmo tempo, peça ao paciente que mantenha ambos os quadris sobre a maca ou *mat*.
3. Oriente o paciente a tentar iniciar lentamente o padrão de flexão D1, primeiro com rotação lateral do quadril, em seguida, adução, e, então, flexão. Uma vez que o paciente tenha alcançado o nível apropriado de esforço, esta contração isométrica deve ser mantida por 6 segundos. ("Comece com a rotação, então tente puxar para baixo e dentro.") O paciente não tenta estender o joelho, apenas empurrar sua coxa em direção à maca. Os músculos glúteos devem estar relaxados durante a fase isométrica.
4. Depois da força isométrica, o paciente relaxa e inspira profundamente. Enquanto relaxa, mantém o membro inferior na posição inicial.
5. Ao expirar, o paciente move seu membro inferior mais para a extensão, depois para a abdução e então para a rotação medial. Lembre-se que o objetivo é uma mistura de todas as três direções, a fim de manter o movimento em uma linha diagonal. Enquanto eleva a perna, o paciente deve estabilizar sua pelve de modo a manter ambos os quadris sobre a maca. Apoie a perna, mas não a empurre, a fim de aprofundar o alongamento.
6. Repita duas ou três vezes.

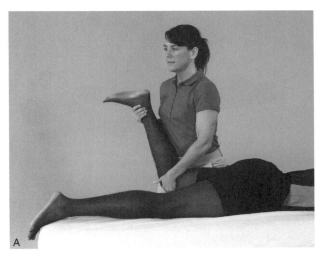 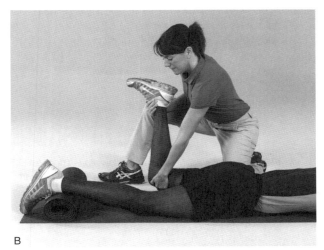

FIGURA 3.11 Alongamento de "retirada dos artelhos" (padrão D1). O joelho do paciente está flexionado e a coxa está estendida, abduzida e rodada medialmente. Observe que isto rola a perna e o pé para longe da linha média. (A) Trabalhando em uma maca. (B) Trabalhando sobre um *mat* no chão.

Alongamento *snowplow* com o auxílio de um terapeuta (extremo de flexão D2)

Este alongamento aumenta a ADM em flexão, abdução e rotação medial de quadril.

1. O paciente está em decúbito dorsal sobre uma maca de tratamento ou um *mat* no chão, com o membro inferior direito na máxima flexão, abdução e rotação medial (Figura 3.12). O pé está em dorsiflexão e eversão, e os artelhos estão estendidos. Esta posição inicial alonga os músculos alvo à sua amplitude máxima. Tais músculos incluem glúteos, isquiotibiais (especialmente os mediais), gastrocnêmio (especialmente a cabeça medial), sóleo, grácil, adutores e tibial posterior. Mostre o padrão ao paciente passivamente e várias vezes para que ele saiba o que você espera que ele faça durante as fases isométrica e de alongamento.
2. Apoie e estabilize o membro inferior. Lembre-se de que seu contato manual dá ao paciente pistas proprioceptivas sobre qual a maneira de empurrar ou puxar. A posição de suas mãos deve corresponder aos seus comandos verbais.
3. Oriente o paciente a tentar iniciar lentamente o padrão de extensão D2, primeiro com a rotação lateral, depois adução e, em seguida, extensão. ("Comece com rotação, então chute para baixo e dentro.") Uma vez que o paciente tenha alcançado o nível apropriado de esforço, esta contração isométrica é mantida por 6 segundos. Certifique-se de que o paciente mantém ambos os quadris sobre a superfície e inicia o movimento com o quadril, não com o pé.
4. Depois da força isométrica, o paciente relaxa e inspira profundamente. Enquanto relaxa, mantém o membro inferior na posição inicial.
5. Ao expirar, o paciente move o quadril mais adiante em flexão, depois em abdução e, em seguida, em rotação medial. Lembre-se que o objetivo é uma mistura de todas as três direções, a fim de manter o movimento em uma linha diagonal. Ele aumenta a dorsiflexão e a eversão do pé e a extensão dos artelhos. Apoie o membro inferior, mas não empurre para aprofundar o alongamento.
6. Repita duas ou três vezes.

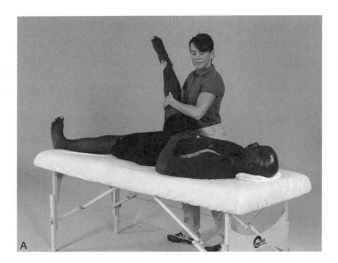
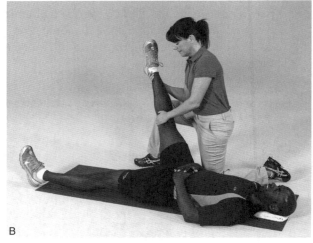

FIGURA 3.12 Alongamento "*snowplow*" (padrão D2). O membro inferior direito do paciente é flexionado, abduzido e rodado medialmente. (A) Trabalhando em uma maca. (B) Trabalhando sobre um *mat* no chão.

Autoalongamento *snowplow* (extremo de flexão D2)

1. Envolva o arco do pé direito com uma faixa de alongamento e, em seguida, enrole a faixa em torno da parte interna do tornozelo e por trás do tendão calcâneo até a parte externa da panturrilha. Deite-se em decúbito dorsal, com os membros inferiores estendidos.
2. Segure a faixa de alongamento, mas use o músculo quadríceps femoral para levantar o membro inferior direito o mais alto possível, com o joelho estendido. Mantenha os quadris apoiados. Mova sua perna para fora, afastando-se da linha média; em seguida, rode-a à esquerda, de modo que você olha para a parte externa de seu joelho e pé. Tracione a folga da faixa de alongamento. Este é o início do alongamento "*snowplow*" (Figura 3.13).
3. Comece lentamente e tente rodar seu membro inferior para a direita; em seguida, empurre para baixo e para dentro, como se você estivesse colocando-o no chão ao lado de sua perna esquerda. Use a faixa de alongamento para resistir a esta tentativa de movimento, e mantenha esta contração isométrica por 6 segundos. Então relaxe e respire.
4. Ao expirar, use os músculos do membro inferior, não a faixa de alongamento, para levantar mais o membro inferior, afastando-se da linha média e rodando mais para a esquerda. Isto aprofunda o alongamento dos músculos alvo.
5. Repita duas ou três vezes.

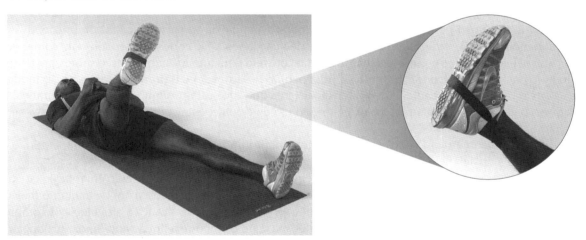

FIGURA 3.13 Autoalongamento "*snowplow*". O detalhe mostra a colocação correta da faixa de alongamento em torno do tornozelo.

ALONGAMENTOS DE MEMBROS SUPERIORES COM USO DOS PADRÕES

Os padrões em espiral-diagonal para os membros superiores são extremamente úteis para aumentar a ADM na cintura escapular. Eles também são úteis para determinar quais músculos em um padrão de movimento são fracos ou não estão sendo acionados corretamente. Estes músculos individuais podem então ser isolados para um alongamento ou fortalecimento em um único plano.

Trabalhar com o membro superior pode parecer complicado porque se tem a opção de trabalhar com o cotovelo flexionado ou estendido nos dois padrões que envolvem adução (extremo de flexão D1 e de extensão D2). As instruções dadas aqui assumem que o cotovelo permanece estendido. À medida que você ganha mais experiência, pode trabalhar com o cotovelo flexionado e adicionar a extensão de cotovelo resistida durante a fase isométrica.

Em comparação aos alongamentos em um único plano, usar os padrões em espiral requer mais concentração tanto do paciente quanto do terapeuta. Logo, recomenda-se mover passivamente o paciente ao longo do padrão várias vezes antes de tentar realizar a sequência de alongamento. Isto facilitará a compreensão do paciente sobre o que é esperado dele.

Vale lembrar que estes alongamentos são projetados para melhorar a ADM no extremo do padrão. Comece com o paciente no extremo de sua amplitude em todos os três planos de movimento. Na fase isométrica, o paciente tenta se deslocar contra os três planos opostos (isto é, no sentido da direção encurtada). Depois da força isométrica, o alongamento ocorre quando o paciente se move nos três planos de movimento no sentido da direção estendida (alongada).

Alongamento de "pegar o cinto de segurança" com o auxílio de um terapeuta (extremo de flexão D1)

Este alongamento aumenta a ADM em flexão, adução e rotação lateral do ombro e pode ser feito sobre uma maca de tratamento, um *mat* no chão ou um banco.

1. O paciente pode estar em decúbito dorsal sobre uma maca de tratamento ou um *mat* ou sentado em um banco, com os pés firmemente apoiados no chão. Levando o braço acima da articulação do ombro, ele move seu membro superior direito em flexão, adução e rotação lateral tanto quanto possível, como se estivesse procurando um cinto de segurança. O paciente mantém o cotovelo estendido e as duas escápulas sobre a maca ou *mat*. Seu antebraço está supinado, e seu pulso e dedos estão em posição neutra. Para obter o máximo de adução e flexão possível, faça com que o paciente vire a cabeça em direção ao ombro esquerdo para que o queixo não interfira no movimento do braço. De modo ideal, a parte superior do braço direito encontra-se sobre a bochecha. Esta posição alonga os músculos alvo em sua amplitude máxima. Tais músculos incluem infraespinal, trapézio médio, romboides, redondo menor, deltoide posterior e pronador redondo.
2. Assuma uma posição estável, na qual seja possível apoiar e estabilizar confortavelmente o braço e o pulso do paciente (Figura 3.14). Lembre-se de que seu contato manual dá ao paciente pistas proprioceptivas sobre qual a maneira de empurrar ou puxar. A posição de suas mãos deve corresponder aos seus comandos verbais. Sua pegada abrange o pulso e a mão e cruza o cotovelo para minimizar o estresse sobre as articulações.
3. Oriente o paciente a tentar iniciar lentamente o padrão de extensão D1, primeiro com rotação medial, depois com abdução e, em seguida, com extensão. ("Finja que você está puxando o cinto de segurança.") Uma vez que o paciente tenha alcançado o nível apropriado de esforço, esta contração isométrica deve ser mantida por 6 segundos.
4. Depois da força isométrica, o paciente relaxa e inspira profundamente. Enquanto relaxa, mantém o membro superior na posição inicial.
5. Ao expirar, o paciente move o braço mais adiante em flexão, depois em adução e então em rotação lateral e supinação. Lembre-se de que o objetivo é uma mistura de todas as três direções, a fim de manter o movimento em uma linha diagonal. Certifique-se de que ele não torce o tronco, mas alcança a articulação do ombro para aumentar o alongamento. Apoie o membro superior, mas não o empurre a fim de aprofundar o alongamento.
6. Repita duas ou três vezes.

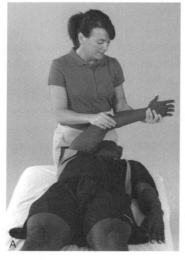 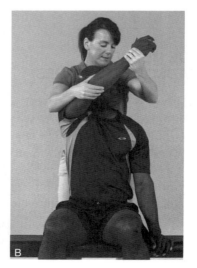

FIGURA 3.14 Alongamento de "pegar o cinto de segurança" (padrão D1). O membro superior do paciente está flexionado, aduzido e rodado lateralmente. (A) Trabalhando em uma maca. (B) Trabalhando em um banco.

Autoalongamento de "pegar o cinto de segurança" (extremo de flexão D1)

1. Prenda uma faixa de alongamento a um objeto fixo acima e atrás de você. Ao usar um aparelho de cabo e polia da academia, selecione o peso máximo, de modo que você não seja capaz de levantá-lo. Em pé (ou sentado em uma bola terapêutica), leve o braço direito para cima e para a frente e gire-o como se estivesse alcançando o cinto de segurança. Segure na faixa de alongamento ou no pegador do aparelho de polia. Não deixe seu tronco se torcer, concentrando-se no alongamento da articulação do ombro. Esta é a posição inicial do alongamento de "pegar o cinto de segurança" (Figura 3.15).
2. Comece lentamente e rode o braço; em seguida, puxe para baixo e para fora, como se fosse pegar o cinto de segurança. Use a faixa de alongamento para resistir a esta tentativa de movimento e mantenha esta contração isométrica por 6 segundos. Então relaxe e respire.
3. Ao expirar, eleve e cruze o membro superior; em seguida, rode-o um pouco mais para aprofundar o alongamento nos músculos alvo. Concentre-se em estender a articulação do ombro e evitar que seu tronco se torça.
4. Retire qualquer folga da faixa de alongamento ou reposicione-se no aparelho e repita a sequência duas ou três vezes.

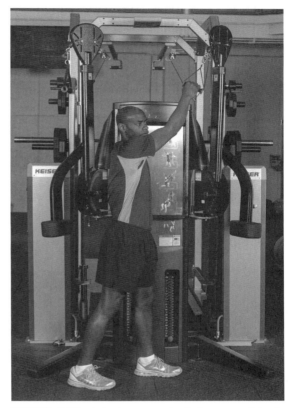

FIGURA 3.15 Autoalongamento de "pegar o cinto de segurança".

Alongamento de "afivelar o cinto de segurança" com o auxílio de um terapeuta (extremo de extensão D1)

Este alongamento melhora a ADM em extensão, abdução e rotação medial do ombro e pode ser feito em uma maca de tratamento ou banco.

1. O paciente pode estar em decúbito dorsal, com a linha articular de seu ombro direito na borda da maca; ou pode estar sentado em um banco, com os pés firmemente apoiados no chão. Sem torcer o tronco, mas alcançando acima da articulação do ombro, ele move seu membro superior direito em extensão, abdução e rotação medial, tanto quanto possível. Seu antebraço está pronado, com o pulso e os dedos em posição neutra. Esta posição estende os músculos alvo até sua amplitude máxima. Tais músculos incluem peitorais (cabeça clavicular), deltoide anterior, coracobraquial, bíceps braquial, infraespinal e supinador.
2. Assuma uma posição estável que te possibilite apoiar e estabilizar confortavelmente o braço e o pulso do paciente (Figura 3.16). Sua pegada abrange o pulso e a mão e cruza o cotovelo para minimizar o estresse sobre as articulações. Lembre-se de que seu contato manual dá ao paciente pistas proprioceptivas sobre qual a maneira de empurrar ou puxar. A posição de suas mãos deve corresponder aos seus comandos verbais.
3. Oriente o paciente a tentar iniciar lentamente o padrão de flexão D1, primeiro com rotação lateral, depois com adução e, então, com flexão. ("Comece girando e empurrando para cima e para frente em direção ao seu ombro esquerdo.") Uma vez que o paciente tenha alcançado o nível

apropriado de esforço, esta contração isométrica deve ser mantida por 6 segundos. O paciente não tenta flexionar o cotovelo.
4. Depois da força isométrica, o paciente relaxa e inspira profundamente. Enquanto relaxa, mantém o membro superior na posição inicial.
5. Ao expirar, o paciente move o braço mais adiante em extensão, depois em abdução e então em rotação medial e pronação. Lembre-se de que o objetivo é uma mistura de todas as três direções, a fim de manter o movimento em uma linha diagonal. Apoie o membro superior, mas não o empurre, a fim de aprofundar o alongamento.
6. Repita duas ou três vezes.

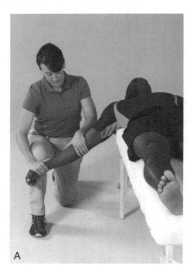
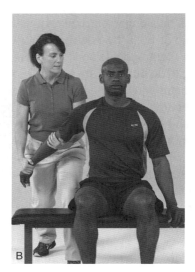

FIGURA 3.16 Alongamento "afivelar o cinto de segurança" (padrão D1). O membro superior do paciente está estendido, abduzido e rodado medialmente. (A) Trabalhando em uma maca. (B) Trabalhando em um banco.

Autoalongamento "afivelar o cinto de segurança" (extremo de extensão D1)

1. Prenda uma faixa de alongamento a um objeto fixo no chão e atrás de você. Ao usar um aparelho de cabo e polia da academia, selecione o peso máximo, de modo que você não seja capaz de levantá-lo. Em pé (ou sentado em uma bola terapêutica ou banco), leve o braço direito para trás e para longe e rode-o de modo que seu polegar fique atrás como se estivesse colocando um cinto de segurança. Segure na faixa de alongamento ou no pegador do aparelho de polia. Esta é a posição inicial do alongamento "afivelar o cinto de segurança" (Figura 3.17).
2. Comece lentamente com a rotação e, em seguida, puxe para a frente e para dentro, como se estivesse estendendo para cima e cruzando até seu ombro oposto a fim de pegar um cinto de segurança. Use a faixa de alongamento para resistir a esta tentativa de movimento, e mantenha esta contração isométrica por 6 segundos. Então relaxe e respire.
3. Ao expirar, alcance mais para trás e para longe de você, e depois rode o braço um pouco mais para aprofundar

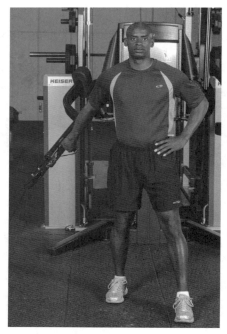

FIGURA 3.17 Autoalongamento "afivelar o cinto de segurança".

o alongamento dos músculos alvo. Concentre-se em estender a articulação do ombro, e mantenha suas costas eretas enquanto você se alonga.
4. Retire qualquer folga da faixa de alongamento ou reposicione-se no aparelho e repita a sequência duas ou três vezes.

Alongamento "desembainhar uma espada" auxiliado por um terapeuta (extremo de flexão D2)

Este alongamento melhora a ADM em flexão, abdução e rotação lateral do ombro e pode ser feito em uma maca de tratamento ou banco.

1. O paciente pode estar em decúbito dorsal, com a linha articular do ombro esquerdo imediatamente além da borda da maca; ou pode estar sentado em um banco, com os pés firmemente apoiados no chão. Ele move seu braço o máximo possível para o extremo de flexão do padrão D2 (flexão, abdução e rotação lateral). Seu antebraço está supinado, com o pulso e os dedos em posição neutra. Esta posição inicial para o extremo de flexão D2 estende os músculos alvo à sua amplitude máxima. Tais músculos incluem peitorais (cabeça esternal), deltoide anterior, subescapular, pronador redondo, latíssimo do dorso e redondo maior.
2. Assuma uma posição estável, na qual seja possível apoiar e estabilizar confortavelmente o braço e o pulso do paciente (Figura 3.18). Lembre-se de que o contato manual dá ao paciente pistas proprioceptivas sobre qual a maneira de empurrar ou puxar; a posição de suas mãos deve corresponder aos seus comandos verbais. Sua pegada abrange o pulso e a mão e cruza o cotovelo para minimizar o estresse sobre as articulações.
3. Oriente o paciente a tentar iniciar lentamente o padrão de extensão D2, primeiro com rotação medial, em seguida com adução e, então, com extensão. ("Comece girando, então tente cruzar e descer até tocar seu quadril direito.") Uma vez que o paciente tenha alcançado o nível apropriado de esforço, esta contração isométrica deve ser mantida por 6 segundos. O paciente não tenta flexionar o cotovelo.
4. Depois da força isométrica, o paciente relaxa e inspira profundamente. Enquanto relaxa, mantém o membro superior na posição inicial.
5. Ao expirar, o paciente move seu braço em flexão, depois em abdução e então em rotação lateral e supinação. Lembre-se de que o objetivo é uma mistura de todas as três direções, a fim de manter o movimento em uma linha diagonal. Apoie o membro superior, mas não o empurre a fim de aprofundar o alongamento.
6. Repita duas ou três vezes.

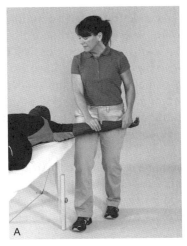 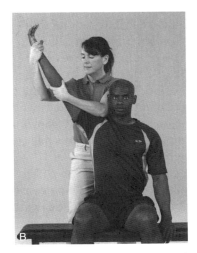

FIGURA 3.18 Alongamento "desembainhar uma espada" (padrão D2). O membro superior do paciente está flexionado, abduzido e rodado lateralmente. (A) Trabalhando em uma maca. (B) Trabalhando em um banco.

Autoalongamento "desembainhar uma espada" (extremo de flexão D2)

1. Prenda uma faixa de alongamento a um objeto fixo acima e atrás de você. Ao usar um aparelho de cabo e polia da academia, selecione o peso máximo, de modo que você não seja capaz de levantá-lo. Em pé (ou sentado em uma bola terapêutica), leve o braço direito para cima e para fora, e rode-o como se estivesse segurando uma espada (ou uma tocha olímpica!). Segure na faixa de alongamento ou no pegador do aparelho de polia. Não deixe que seu tronco se torça, concentrando-se em estender a articulação do ombro. Esta é a posição inicial do alongamento "desembainhar uma espada" (Figura 3.19).
2. Comece lentamente e rode seu braço, e então puxe para baixo e cruzando como se estivesse colocando a espada de volta em sua bainha, ou como se tocasse seu quadril esquerdo. Use a faixa de alongamento para resistir a esta tentativa de movimento, e mantenha esta contração isométrica por 6 segundos. Em seguida, relaxe e respire.
3. Ao expirar, estenda para cima, para fora e para trás; em seguida, rode o braço um pouco mais para aprofundar o alongamento sobre os músculos alvo. Concentre-se em estender a articulação do ombro e mantenha suas costas eretas enquanto você se alonga.

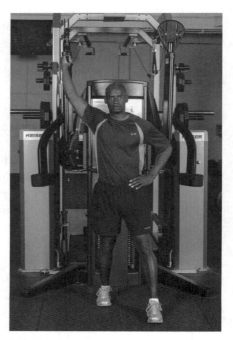

FIGURA 3.19 Autoalongamento "desembainhar uma espada".

4. Retire qualquer folga da faixa de alongamento ou reposicione-se no aparelho e repita a sequência duas ou três vezes.

Alongamento "embainhar uma espada" com o auxílio de um terapeuta (extremo de extensão D2)

Este alongamento melhora a ADM em extensão, adução e rotação medial do ombro e pode ser feito em uma maca de tratamento, *mat* no chão ou em um banco. A posição de alongamento é diferente da prática de exercício livre. Durante o exercício livre, termina-se na parte dianteira do quadril; mas deve-se lembrar que o padrão em espiral continua pelo corpo até o final da amplitude disponível de extensão, adução e rotação medial. Então, o alongamento começa com o braço atrás das costas.

1. O paciente está em decúbito ventral sobre uma maca de tratamento ou um *mat* ou sentado em um banco com os pés firmemente apoiados no chão. Sem rodar o tronco, e se movendo a partir da articulação do ombro, ele move seu membro superior o máximo possível para o extremo de extensão do padrão D2 (extensão, adução, rotação medial). O antebraço está pronado, com o pulso e os dedos em posição neutra. Esta posição inicial constitui uma chave de braço modificada. O paciente mantém o cotovelo estendido enquanto aduz cruzando as costas tanto quanto possível, com o polegar apontando para longe de suas costas. Esta posição alonga os músculos alvo em sua amplitude máxima. Tais músculos incluem deltoide anterior, coracobraquial, peitorais maior e menor e bíceps braquial.
2. Assuma uma posição estável que te possibilite apoiar e estabilizar confortavelmente o braço e o pulso do paciente (Figura 3.20). Lembre-se de que seu contato manual dá ao paciente pistas proprioceptivas sobre qual a maneira de empurrar ou puxar. A posição de suas mãos deve corresponder aos seus comandos verbais. Sua pegada abrange o pulso e a mão e cruza o cotovelo para minimizar o estresse sobre as articulações.
3. Oriente o paciente a tentar iniciar lentamente o padrão de flexão D2, primeiro com rotação lateral, depois com abdução e, em seguida, com flexão. ("Comece girando, então empurre para fora

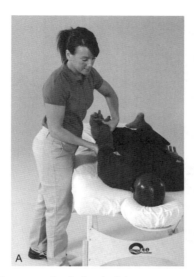 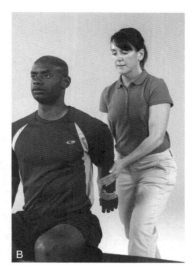

FIGURA 3.20 Alongamento de "embainhar uma espada" (padrão D2). O membro superior do paciente está estendido, aduzido e rodado medialmente. (A) Trabalhando em uma maca. (B) Trabalhando em um banco.

e para longe do seu corpo.") Uma vez que o paciente tenha alcançado o nível adequado de esforço, esta contração isométrica deve ser mantida por 6 segundos.
4. Depois da força isométrica, o paciente relaxa e inspira profundamente. Enquanto relaxa, mantém o membro superior na posição inicial.
5. Ao expirar, o paciente move seu braço adicionalmente em extensão, depois em adução, e, então, em rotação medial e pronação. Lembre-se de que o objetivo é uma mistura de todas as três direções, a fim de manter o movimento em uma linha diagonal. Apoie o membro superior, mas não o empurre, a fim de aprofundar o alongamento.
6. Repita duas ou três vezes.

Autoalongamento de "embainhar uma espada" (extremo de extensão D2)

1. Prenda uma faixa de alongamento a um objeto fixo no chão e atrás de você. Ao usar um aparelho de cabo e polia da academia, selecione o peso máximo, de modo que você não seja capaz de levantá-lo. Em pé (ou sentado em uma bola terapêutica), leve o braço direito para trás e para as costas e rode-o de modo que o lado do dedo mínimo do seu pulso relaxado fique contra a nádega. Segure na faixa de alongamento ou no pegador do aparelho de polia. Esta é a posição inicial do alongamento de "embainhar uma espada" (Figura 3.21).
2. Comece lentamente com a rotação e, em seguida, puxe para a frente e para fora, como se estivesse alcançando algo na sua frente. Use a faixa de alongamento para resistir a esta tentativa de movimento e mantenha esta contração isométrica por 6 segundos. Em seguida, relaxe e respire.
3. Ao expirar, alcance mais para trás cruzando as costas e, em seguida, rode o braço um pouco mais para aprofundar o alongamento dos músculos alvo. Concentre-se em estender a articulação do ombro e mantenha suas costas eretas enquanto você se alonga.
4. Retire qualquer folga da faixa de alongamento ou reposicione-se no aparelho e repita a sequência duas ou três vezes.

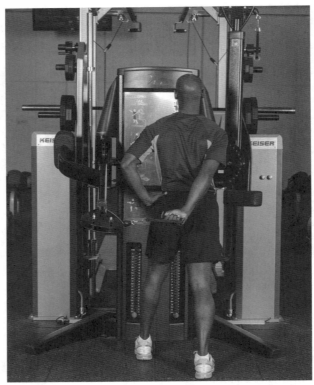

FIGURA 3.21 Autoalongamento de "embainhar uma espada".

EXERCÍCIOS DE FORTALECIMENTO COM USO DOS PADRÕES

Incorporar os padrões de espiral-diagonal a um programa de exercícios pode ser muito benéfico. Uma vez que os padrões espirais ocorrem em muitas atividades diárias, bem como em esportes, usar os padrões para fortalecer grupos musculares sinérgicos é uma progressão natural do trabalho de alongamento.

Há muitas maneiras de usar os padrões no treinamento, seja na academia, seja em um quarto de hotel durante uma viagem ou em um programa domiciliar. Na academia, os sistemas de roldanas montados na parede são facilmente adaptáveis às atividades convencionais. Alguns dos equipamentos de academia independentes mais modernos também são bem adequados para o treinamento nos padrões em espiral. Na ausência de equipamentos de academia, faixas elásticas ou tubos de borracha cirúrgica podem fornecer uma resistência adequada a fim de obter o mesmo benefício. Tubos de borracha cirúrgica e faixas elásticas geralmente estão disponíveis em lojas de equipamento médico, clínicas de fisioterapia e lojas ou catálogos dedicados a equipamentos de exercício e condicionamento físico. As faixas e os tubos geralmente são codificados por cores para indicar o nível de resistência que fornecem.

A decisão sobre o nível de resistência ideal geralmente se dá por tentativa e erro, mas, de modo geral, começar com uma faixa de resistência média funciona para a maior parte dos indivíduos. É possível ajustar a resistência dada ao exercício alterando o comprimento da faixa durante o exercício.

Nesta seção, são fornecidas algumas ideias e sugestões gerais para exercícios de fortalecimento, ilustrando o uso de um aparelho de cabo e polia. Recomenda-se consultar um *personal trainer* certificado, um treinador/técnico desportivo ou um técnico de academia para ajudar a projetar o programa apropriado.

Descrevem-se as instruções para o membro superior ou inferior direito. É importante garantir que todos os exercícios sejam repetidos do lado esquerdo.

Fortalecimento de membros superiores

Uma vez que você está suficientemente familiarizado com os padrões em espiral para os membros superiores, praticando-os como aquecimentos gerais, você pode começar a se concentrar em usá-los como parte de um treino de força muscular. Não se esforce muito no início do seu programa, porque você pode ficar muito dolorido no dia seguinte. É melhor começar devagar e progredir até uma rotina mais extenuante.

Flexão D1: membro superior

Este exercício melhora a força, a resistência e a coordenação dos músculos no padrão de flexão D1 (anterior de tórax e ombro).

1. Ajuste um braço do aparelho de cabo e polia atrás de você ao nível do chão e coloque uma quantidade adequada de peso no aparelho. Segure o pegador do aparelho com a mão direita e coloque o braço em extensão, abdução e rotação medial ("afivelar o cinto de segurança") (Figura 3.22).
2. Afaste-se um pouco do aparelho para que não haja folga no cabo e assuma uma postura de avanço confortável, com a perna esquerda à frente e a perna direita atrás. Mantenha seus quadris voltados para a frente.
3. A partir desta posição inicial, comece um movimento lento e controlado de levantar o braço para cima cruzando o corpo em direção ao ombro esquerdo, terminando no extremo de flexão D1 (flexão, adução, rotação lateral: "pegar o cinto de segurança"). Seu objetivo é realizar este movimento espiral com facilidade e graça. Se não for capaz de fazê-lo, ajuste a quantidade de peso que está tentando levantar.
4. Uma vez que você alcançou o extremo da flexão D1, comece um retorno lento e controlado à posição inicial. Você pode achar essa contração excêntrica (ou trabalho negativo) mais difícil que o trabalho concêntrico, o que torna ainda mais importante a conclusão do exercício com facilidade e graça.
5. O movimento completo da extensão à flexão e depois o retorno à extensão constitui uma repetição. Em geral, se faz uma série de 10 a 12 repetições ao iniciar o programa, ajustando para mais ou para menos com base em seu nível específico de condicionamento.

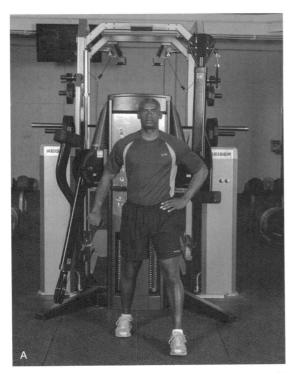 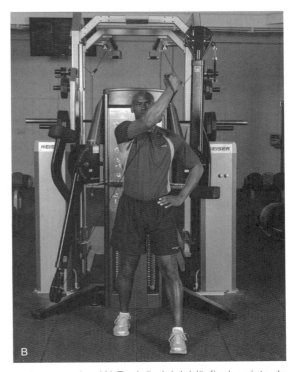

FIGURA 3.22 Exercício de fortalecimento, flexão D1, membro superior. (A) Posição inicial ("afivelar cinto de segurança") e (B) posição final ("pegar o cinto de segurança").

Extensão D1: membro superior

Este exercício melhora a força, a resistência e a coordenação dos músculos no padrão de extensão D1 (posterior de braço e ombro).

1. Ajuste um braço do aparelho de cabo e polia acima do ombro esquerdo e coloque uma quantidade adequada de peso no aparelho. Segure o pegador do aparelho com a mão direita e posicione o braço direito no extremo de flexão D1 (flexão, adução e rotação lateral: "pegar o cinto de segurança") (Figura 3.23).
2. Afaste-se um pouco do aparelho para que não haja folga no cabo e assuma uma postura de avanço confortável, com a perna esquerda à frente e a perna direita atrás. Mantenha seus quadris voltados para a frente.
3. A partir desta posição inicial, comece um movimento lento e controlado levando o braço para baixo, para fora e atrás de você, terminando no extremo de extensão D1 (extensão, abdução, rotação medial: "afivelar o cinto de segurança"). Lembre-se de que a execução correta é mais importante que a quantidade de peso que você é capaz de levantar.
4. Uma vez que você alcançou o extremo do padrão de extensão D1, comece um retorno lento e controlado à posição inicial. Você pode achar essa contração excêntrica (ou trabalho negativo) mais difícil que o trabalho concêntrico, o que torna ainda mais importante a conclusão do exercício com facilidade e graça.
5. O movimento completo da flexão à extensão e depois o retorno à flexão constitui uma repetição. Em geral, se faz uma série de 10 a 12 repetições ao iniciar o programa, ajustando para mais ou para menos com base em seu nível específico de condicionamento.

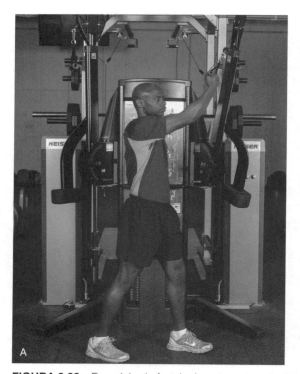 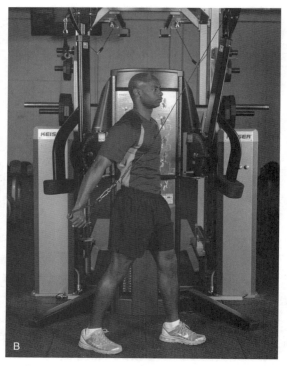

FIGURA 3.23 Exercício de fortalecimento, extensão D1, membro superior. (A) Posição inicial ("pegar o cinto de segurança") e (B) posição final ("afivelar o cinto de segurança").

Flexão D2: membro superior

Este exercício melhora a força, a resistência e a coordenação dos músculos no padrão de flexão D2 (anterior de ombro e tórax).

1. Ajuste um braço do aparelho de cabo e polia à sua esquerda ao nível do chão e coloque uma quantidade adequada de peso no aparelho. Segure o pegador do aparelho com a mão direita e coloque o braço no quadril esquerdo como se estivesse embainhando uma espada (extensão, adução, rotação medial) (Figura 3.24).
2. Afaste-se um pouco do aparelho para que não haja folga no cabo e assuma uma postura de avanço confortável, com a perna esquerda à frente e a perna direita atrás. Mantenha seus quadris voltados para a frente.
3. A partir desta posição inicial, comece um movimento lento e controlado levando o braço para cima e para longe de seu corpo, como se estivesse empunhando uma espada acima de sua cabeça, terminando no extremo de flexão D2 (flexão, abdução, rotação lateral).
4. Uma vez alcançado o extremo de flexão D2, comece um retorno lento e controlado à posição inicial. Você pode achar essa contração excêntrica (ou trabalho negativo) mais difícil que o trabalho concêntrico, o que torna ainda mais importante a conclusão do exercício com facilidade e graça.
5. O movimento completo da extensão à flexão e depois o retorno à extensão constitui uma repetição. Em geral, se faz uma série de 10 a 12 repetições ao iniciar o programa, ajustando para mais ou para menos com base em seu nível específico de condicionamento.

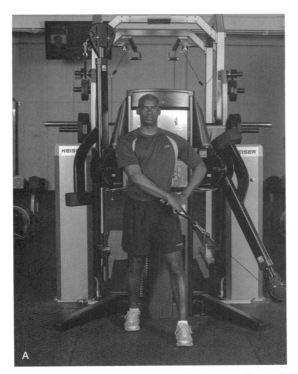 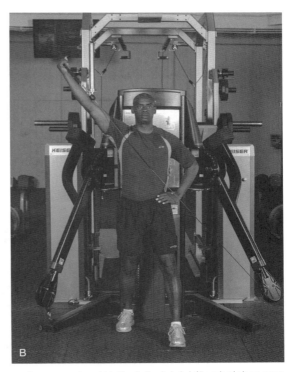

FIGURA 3.24 Exercício de fortalecimento, flexão D2, membro superior. (A) Posição inicial ("embainhar uma espada") e (B) posição final ("desembainhar uma espada").

Extensão D2: membro superior

Este exercício melhora a força, a resistência e a coordenação dos músculos no padrão de extensão D2 (anterior de tórax e ombro).

1. Ajuste um braço do aparelho de cabo e polia acima e atrás de seu ombro direito e coloque uma quantidade adequada de peso no aparelho. Segure o pegador do aparelho com a mão direita e posicione o braço direito no extremo de flexão D2 (flexão, abdução e rotação lateral: "desembainhar uma espada") (Figura 3.25).
2. Afaste-se um pouco do aparelho para que não haja folga no cabo e assuma uma postura de avanço confortável, com a perna esquerda à frente e a perna direita atrás. Mantenha seus quadris voltados para a frente.
3. A partir desta posição inicial, comece um movimento lento e controlado levando o braço para baixo cruzando até o quadril esquerdo, rodando o braço conforme avança, terminando no extremo de extensão D2 (extensão, adução, rotação medial: "embainhar uma espada"). Lembre-se de que a execução correta é mais importante que a quantidade de peso que você é capaz de levantar.
4. Uma vez que você alcançou o extremo de extensão D2, comece um retorno lento e controlado à sua posição inicial. Você pode achar essa contração excêntrica (ou trabalho negativo) mais difícil que o trabalho concêntrico, o que torna ainda mais importante a conclusão do exercício com facilidade e graça.
5. O movimento completo da flexão à extensão e depois o retorno à flexão constitui uma repetição. Em geral, você faz uma série de 10 a 12 repetições ao iniciar o programa, ajustando para mais ou para menos, com base no seu nível específico de condicionamento.

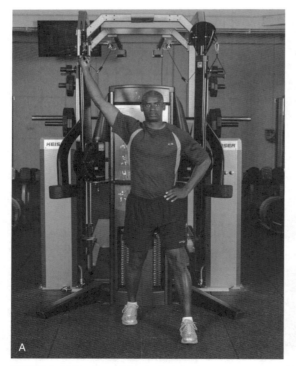 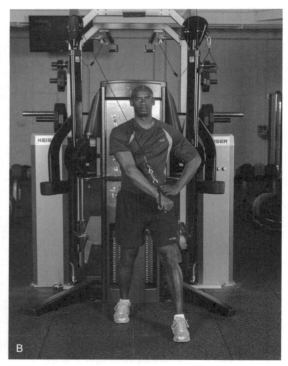

FIGURA 3.25 Exercício de fortalecimento, extensão D2, membro superior. (A) Posição inicial ("desembainhar uma espada") e (B) posição final ("embainhar uma espada").

Fortalecimento de membros inferiores

Uma vez que você está suficientemente familiarizado com os padrões em espiral para os membros inferiores, praticando-os como aquecimentos gerais, você pode começar a se concentrar em usá-los como parte de um treino de força muscular. Não se esforce muito no início do seu programa, porque você pode ficar muito dolorido no dia seguinte. É melhor começar devagar e progredir até uma rotina mais extenuante.

Flexão D1: membro inferior

Este exercício melhora a força, a resistência e a coordenação dos músculos no padrão de flexão D1 (flexores de quadril, rotadores laterais e adutores de quadril).

1. Ajuste um braço do aparelho de cabo e polia atrás de você ao nível do chão e coloque uma quantidade adequada de peso no aparelho. Conecte o cabo ao tornozelo direito com o auxílio de um manguito de tornozelo.
2. Afaste-se um pouco do aparelho para que não haja folga no cabo e assuma uma posição estável que te possibilite ficar em pé confortavelmente de modo que você possa deslocar seu peso sobre o membro inferior esquerdo. Segurando em algo para manter a estabilidade, posicione o membro inferior direito em extensão, abdução e rotação medial ("retirada dos artelhos") (Figura 3.26).
3. A partir desta posição inicial, comece um movimento lento e controlado, como se estivesse dando um chute do futebol, terminando no extremo de flexão D1 (flexão, adução, rotação lateral). Seu objetivo é realizar este movimento espiral com facilidade e graça. Se não for capaz de fazê-lo, ajuste a quantidade de peso que você está tentando levantar.
4. Uma vez que você alcançou o extremo de flexão D1, comece um retorno lento e controlado à posição inicial. Você pode achar essa contração excêntrica (ou trabalho negativo) mais difícil que o trabalho concêntrico, o que torna ainda mais importante a conclusão do exercício com facilidade e graça. Certifique-se de não deixar que suas costas se arqueiem, concentrando-se em manter o movimento na articulação do quadril.
5. O movimento completo da extensão à flexão e depois o retorno à extensão constitui uma repetição. Em geral, se faz uma série de 10 a 12 repetições ao iniciar o programa, ajustando para mais ou para menos com base no seu nível específico de condicionamento.

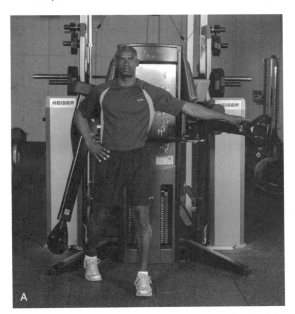 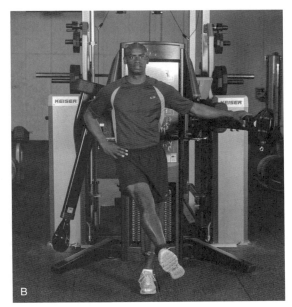

FIGURA 3.26 Exercício de fortalecimento, flexão D1, membro inferior. (A) Posição inicial ("retirada dos artelhos") e (B) posição final ("chute do futebol").

Extensão D1: membro inferior

Este exercício melhora a força, a resistência e a coordenação dos músculos no padrão de extensão D1 (extensores do quadril, rotadores mediais e abdutores de quadril).

1. Ajuste um braço do aparelho de cabo e polia na frente e à esquerda na altura da coxa esquerda e coloque uma quantidade adequada de peso no aparelho. Conecte o cabo ao tornozelo direito com o auxílio de um manguito de tornozelo.
2. Afaste-se um pouco do aparelho para que não haja folga no cabo e assuma uma posição estável, na qual seja possível ficar em pé confortavelmente de modo que você possa deslocar seu peso sobre o membro inferior esquerdo. Segurando em algo para manter a estabilidade, posicione o membro inferior direito em flexão, adução e rotação lateral ("chute do futebol") (Figura 3.27).
3. A partir desta posição inicial, comece um movimento lento e controlado de chute levando a perna atrás de você e à direita, terminando no extremo de extensão D1 (extensão, abdução e rotação medial: "retirada dos artelhos"). Certifique-se de não deixar que suas costas se arqueiem, concentrando-se em manter o movimento na articulação do quadril.
4. Uma vez que você alcançou o extremo de extensão D1, comece um retorno lento e controlado à posição inicial. Você pode achar essa contração excêntrica (ou trabalho negativo) mais difícil que o trabalho concêntrico, o que torna ainda mais importante a conclusão do exercício com facilidade e graça.
5. O movimento completo da flexão à extensão e depois o retorno à flexão constitui uma repetição. Em geral, se faz uma série de 10 a 12 repetições ao iniciar o programa, ajustando para mais ou para menos com base no seu nível específico de condicionamento.

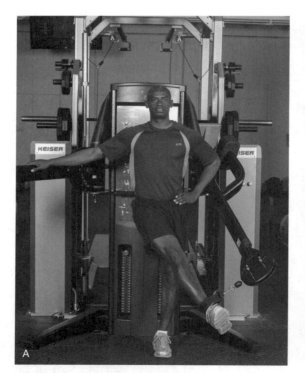 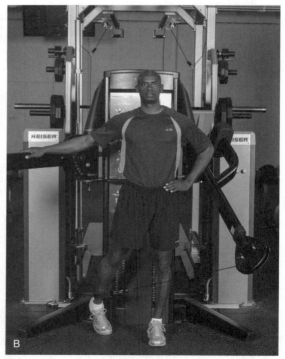

FIGURA 3.27 Exercício de fortalecimento, extensão D1, membro inferior. (A) Posição inicial ("chute do futebol") e (B) posição final ("retirada dos artelhos").

Flexão D2: membro inferior

Este exercício melhora a força, a resistência e a coordenação dos músculos no padrão de flexão D2 (flexores do quadril, rotadores mediais e abdutores de quadril).

1. Ajuste um braço do aparelho de cabo e polia atrás de você e à sua esquerda ao nível do chão e coloque uma quantidade adequada de peso no aparelho. Conecte o cabo ao tornozelo direito com o auxílio de um manguito de tornozelo.
2. Assuma uma posição estável, na qual seja possível ficar em pé confortavelmente de modo que você possa deslocar seu peso sobre o membro inferior esquerdo. Segurando em algo para manter a estabilidade, posicione o membro inferior direito em extensão, adução e rotação lateral ("quinta posição") (Figura 3.28). Ajuste sua postura para que não haja folga no cabo.
3. A partir desta posição inicial, comece um movimento lento e controlado, terminando com a perna direita na posição *"snowplow"* no extremo de flexão D2 (flexão, abdução, rotação medial). Seu objetivo é realizar este movimento espiral com facilidade e graça. Realize o movimento de membro inferior na articulação do quadril e tente evitar que a pelve e o tronco se torçam. Se não for capaz de fazê-lo, ajuste a quantidade de peso que você está tentando levantar.
4. Uma vez alcançado o extremo de flexão D2, comece um retorno lento e controlado à posição inicial. Você pode achar essa contração excêntrica (ou trabalho negativo) mais difícil que o trabalho concêntrico, o que torna ainda mais importante a conclusão do exercício com facilidade e graça. Certifique-se de não deixar que suas costas se arqueiem, concentrando-se em manter o movimento na articulação do quadril.
5. O movimento completo da extensão à flexão e depois o retorno à extensão constitui uma repetição. Em geral, se faz uma série de 10 a 12 repetições ao iniciar o programa, ajustando para mais ou para menos com base no seu nível específico de condicionamento.

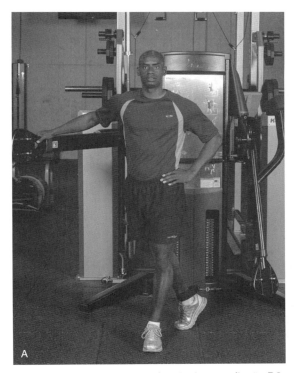 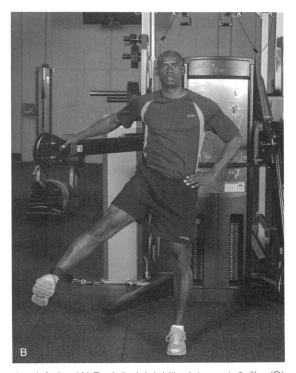

FIGURA 3.28 Exercício de fortalecimento, flexão D2, membro inferior. (A) Posição inicial ("quinta posição") e (B) posição final (*"snowplow"*).

Extensão D2: membro inferior

Este exercício melhora a força, a resistência e a coordenação dos músculos no padrão de extensão D2 (extensores de quadril, rotadores laterais e adutores de quadril).

1. Ajuste um braço do aparelho de cabo e polia na frente e à direita no nível do quadril e coloque uma quantidade adequada de peso no aparelho. Conecte o cabo ao tornozelo direito com o auxílio de um manguito de tornozelo.
2. Assuma uma posição estável, na qual seja possível ficar em pé confortavelmente de modo que você possa deslocar seu peso sobre o membro inferior esquerdo. Segurando em algo para manter a estabilidade, posicione o membro inferior direito em flexão, abdução e rotação medial ("*snowplow*") (Figura 3.29). Ajuste sua postura para que não haja folga no cabo.
3. A partir desta posição inicial, comece um movimento lento e controlado, chutando com a perna para trás cruzando a linha média, girando o membro inferior para fora e terminando no extremo de extensão D2 (extensão, adução, rotação lateral: "quinta posição").
4. Uma vez que você alcançou o extremo de extensão D2, comece um retorno lento e controlado à posição inicial. Você pode achar essa contração excêntrica (ou trabalho negativo) mais difícil que o trabalho concêntrico, o que torna ainda mais importante a conclusão do exercício com facilidade e graça.
5. O movimento completo da flexão à extensão e depois o retorno à flexão constitui uma repetição. Em geral, se faz uma série de 10 a 12 repetições ao iniciar o programa, ajustando para mais ou para menos com base no seu nível específico de condicionamento.

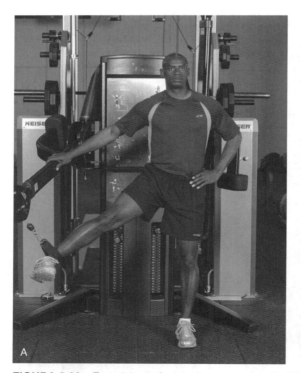 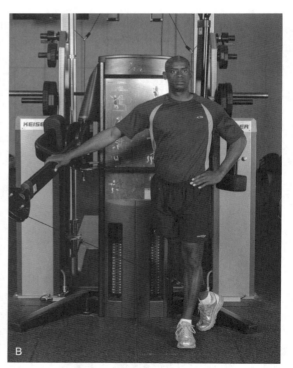

FIGURA 3.29 Exercício de fortalecimento, extensão D2, membro inferior. (A) Posição inicial ("*snowplow*") e (B) posição final ("quinta posição").

RESUMO DO CAPÍTULO

Este capítulo fornece uma visão geral dos padrões em espiral-diagonal desenvolvidos na FNP. Segue-se uma progressão natural descrevendo os padrões como exercícios de movimento livre e, em seguida, incorporando-os em aquecimentos dinâmicos. Abordou-se em detalhes o uso destes padrões para o alongamento facilitado e finalizou-se incorporando estes padrões tridimensionais a programas de treinamento de força usando aparelhos de cabo e polia.

Parte II

Alongamentos

Na Parte I, analisaram-se os vários tipos de alongamento e a importância de usar a biomecânica apropriada durante sua execução. Discutiram-se também os aspectos gerais do alongamento facilitado e os detalhes para implementá-lo. Por fim, explorou-se como usar os padrões espirais para o alongamento e o fortalecimento.

Na Parte II, mostra-se, passo a passo, como alongar cada grande músculo do corpo, tanto individualmente quanto em grupos. O Capítulo 4 aborda o tronco e o pescoço, o Capítulo 5 é dedicado ao membro inferior (quadril e joelho), e o Capítulo 6 detalha alongamentos para o membro superior (ombro e cotovelo). O Capítulo 7 é uma compilação das rotinas de alongamento para várias atividades diferentes, como corrida, ciclismo, hóquei e alongamentos cotidianos.

DECISÃO SOBRE QUANDO ESCOLHER ALONGAMENTOS EM UM ÚNICO PLANO OU PADRÕES EM ESPIRAL

Fisioterapeutas, terapeutas ocupacionais, treinadores desportivos e clínicas de medicina esportiva usam os padrões em espiral da facilitação neuromuscular proprioceptiva (FNP) ao longo de amplitudes de movimento (ADM) completas para aumentar a força e a coordenação, bem como a flexibilidade. O alongamento facilitado centra-se principalmente em melhorar a ADM. Quando se deve optar por trabalhar em padrões e quando se deve empregar alongamentos de um único músculo em um único plano?

Alongamento em padrão espiral

Os alongamentos em espiral-diagonal aumentam a flexibilidade e a coordenação de grupos sinérgicos de músculos que atuam em conjunto. Usando estes padrões tridimensionais, alongam-se simultaneamente diferentes grupos de músculos, obtendo assim um maior benefício em um menor período em comparação aos alongamentos em um único plano.

Os padrões também podem ser usados como ferramentas de avaliação para determinar quais músculos de um grupo sinérgico estão limitando o movimento, exibindo fraqueza ou não disparando na sequência apropriada. Uma vez identificadas essas deficiências, os alongamentos em um único plano podem ser usados com os padrões para focar na melhora da função muscular que precisa ser trabalhada.

Alongamento em um único plano

Usam-se alongamentos em um único plano quando se quer desenvolver flexibilidade ou consciência em um músculo ou grupo muscular específico. Os alongamentos em um único plano também podem ser usados como adjuvantes à terapia de tecidos moles. Por exemplo, podem-se usar estes alongamentos para relaxar músculos excessivamente tensos (retesados demais) a fim de reduzir o desconforto da massagem profunda ou do trabalho em pontos-gatilho, ou em conjunto com o trabalho de fricção profunda para liberar aderências dentro de um músculo ou entre diferentes músculos.

ORGANIZAÇÃO DOS ALONGAMENTOS

Os Capítulos 4, 5 e 6 estão organizados com foco nas articulações e nos músculos que atuam sobre elas. Esta não é uma ciência exata, e reconhece-se que alguns músculos poderiam ser agrupados de maneira diferente. Em caso de dúvida, consulte o índice em busca do grupo muscular que você procura.

Cada grupo muscular é apresentado da seguinte maneira:

- Anatomia, incluindo a origem, inserção e ação dos músculos, com ilustrações.
- Avaliação funcional da ADM normal, com ilustrações.
- Instruções detalhadas do alongamento, com fotos.
- Instruções para o autoalongamento, quando apropriado, com fotos.

LEMBRETES DE SEGURANÇA

- Uma contração isométrica é aquela em que não ocorre movimento. O paciente inicia lentamente a contração e vai aumentando-a conforme o terapeuta fornece a resistência correspondente, apenas até o seu nível de força. O terapeuta não deve permitir que o paciente o domine. Em alguns casos, o paciente pode estar usando apenas 10% de sua força; em outros casos, 100%. Tudo depende da força do terapeuta em relação ao paciente. Uma vez que o paciente tenha alcançado o nível adequado de contração isométrica, deve mantê-la por 6 segundos.
- Não empurrar nem puxar. O terapeuta raramente deve empurrar ou puxar a fim de aprofundar o alongamento.
- Alongamento sem dor. Os alongamentos facilitados devem sempre ser livres de dor. Se o paciente experimentar dor, deve-se reposicionar o membro ou usar menos força durante a contração isométrica do músculo-alvo. Se a dor persistir, não usar o alongamento facilitado para esse músculo específico até que se determine a causa da dor.

Capítulo 4

Alongamentos para Tronco e Pescoço

Este capítulo aborda os músculos do tronco e do pescoço. A natureza da vida diária impõe um grande estresse sobre os músculos do pescoço enquanto se tenta manter a cabeça elevada e pela quantidade de tempo que se passa sentado em mesas, carros, na frente do computador e na frente da TV, exigindo uma grande flexão de tronco. As cadeiras não são verdadeiramente projetadas para apoiar bem o corpo, e os músculos posturais são, de fato, instados a compensar. A maior parte dos esportes também exige uma grande quantidade de apoio e envolvimento ativo destes músculos. Os alongamentos a seguir podem ser usados como técnicas preventivas ou para ajudar a aliviar a dor causada pelo desequilíbrio nestes músculos.

TRONCO

As regiões torácica e lombar muitas vezes mantêm uma tensão muscular crônica, que pode ser grandemente aliviada pelo alongamento eficaz. Muitas pessoas experimentam dor nestas áreas em virtude de trauma, lesões relacionadas com o trabalho, atividades esportivas ou simplesmente estresse postural.

Ao realizar estes alongamentos, assegure-se especialmente de que o paciente esteja o tempo todo trabalhando em uma zona livre de dor. Se você está lidando com alguém que sofreu algum tipo de lesão nas costas, trabalhe com cautela. Às vezes, o paciente pode não perceber que está se esforçando demais e sentirá dores 1 ou 2 dias depois do alongamento.

Anatomia: oblíquos do abdome e parte inferior das costas

A rotação do tronco envolve as partes torácica e lombar da coluna vertebral. Os principais músculos envolvidos na rotação são os músculos oblíquos interno e externo do abdome (Figura 4.1, Tabela 4.1), auxiliados pelo eretor da coluna, semiespinal do tórax, multífidos e rotadores. Listam-se aqui apenas os músculos oblíquos interno e externo do abdome. O oblíquo externo do abdome está angulado para baixo e medialmente a partir das costelas. O oblíquo interno do abdome está angulado para cima e medialmente a partir das porções lateral e posterior da crista ilíaca.

Nos Estados Unidos, a dor lombar é a segunda queixa médica mais comumente citada (atrás da cefaleia). A dor lombar pode ser causada por uma variedade de forças, incluindo disfunções lombares ou sacrais, desequilíbrios musculares, estresse repetitivo e trauma agudo. Na maior parte dos casos de dor lombar, o alongamento da musculatura circundante fornece alívio significativo. Isso inclui extensores das costas, quadrado do lombo, oblíquos externo e interno do abdome, latíssimo do dorso, glúteo máximo, quadríceps femoral e isquiotibiais (Figura 4.2, Tabela 4.1).

- **Extensores das costas.** Os extensores das costas são constituídos pelo grupo do eretor da coluna (iliocostal, longuíssimo e espinal, cada um com duas ou três divisões) e o grupo dos espinotransversais (semiespinal do tórax, multífidos, rotadores, interespinais e intertransversários). Ilustra-se aqui o eretor da coluna, mas suas origens e inserções não são listadas na tabela porque essa informação é muito complexa para este texto. Estes músculos, agindo bilateralmente, estendem a coluna vertebral. Agindo unilateralmente, auxiliam na rotação de tronco. Quando estes músculos estão excessivamente tensos, podem criar dor nas costas e limitar a flexão e a rotação da coluna vertebral. Também são locais comuns de pontos-gatilho.
- **Quadrado do lombo.** O quadrado do lombo é um componente importante de uma coluna lombar

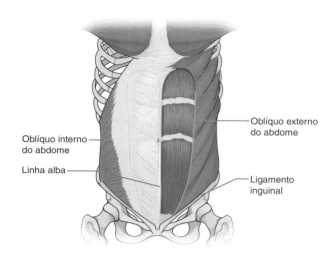

FIGURA 4.1 Músculos oblíquo interno e oblíquo externo do abdome.

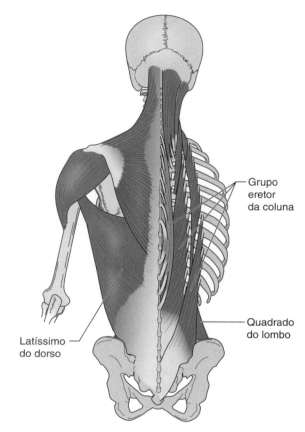

FIGURA 4.2 Músculos da parte inferior das costas.

forte e saudável. Quando este músculo está excessivamente tenso, ele desenvolve pontos-gatilho que causam dor referida para os quadris, para a região glútea e inferiormente para a perna. Em nossa experiência, a tensão excessiva e os pontos-gatilho neste músculo estão quase sempre presentes nas síndromes dolorosas da parte lombar da coluna vertebral, mesmo as resultantes de problemas discais ou de desalinhamento das vértebras lombares. O quadrado do lombo é um músculo com muitas funções. Flexiona lateralmente o tronco e eleva o quadril. Também ajuda a estabilizar a parte lombar da coluna vertebral e, portanto, costuma estar envolvido em casos de dor lombar. O quadrado do lombo tem fibras dispostas verticalmente e nas duas diagonais.

- **Latíssimo do dorso.** O latíssimo do dorso faz parte da borda axilar posterior e é usado em muitas atividades nas quais o braço se move de cima para baixo, como cortar madeira, nadar e escalar. É muitas vezes esquecido como uma fonte de dor nas costas.

Avaliação funcional

O movimento do tronco é uma combinação de movimentos nas partes lombar e torácica da coluna vertebral. São possíveis seis direções: flexão, extensão, rotação para cada um dos lados e flexão lateral para cada um dos lados (Figura 4.3). Estes movimentos também podem ser combinados de modo a criar uma maior variedade de movimento.

O movimento nas partes lombar e torácica da coluna vertebral requer uma complexa combinação de movimentos em cada vértebra. Muitos músculos contribuem para um dado movimento, e é difícil isolar um músculo de cada vez. Portanto, mesmo que o foco seja os grandes músculos da região do tronco, músculos menores que contribuem para o mesmo movimento também serão afetados.

A ADM toracolombar é a seguinte:

Flexão = 90 graus
Extensão = 30 graus
Rotação = 45 graus
Flexão lateral = 30 graus

TABELA 4.1 Músculos oblíquos do abdome e músculos da parte inferior das costas

Músculo	Origem	Inserção	Ação
Oblíquos do abdome			
Oblíquo externo do abdome	Aspectos lateral e inferior das oito costelas inferiores	Crista ilíaca anterior e linha alba via aponeurose abdominal	Bilateral: aumento da pressão intra-abdominal, flexão do tronco Unilateral: flexão lateral do tronco para o mesmo lado, rotação do tronco para o lado oposto
Oblíquo interno do abdome	Fáscia toracolombar Crista ilíaca anterior e lateral Metade lateral do ligamento inguinal	Cartilagem das três costelas inferiores Linha alba via aponeurose abdominal	Bilateral: aumento da pressão intra-abdominal, flexão do tronco Unilateral: flexão lateral e rotação do tronco para o mesmo lado
Parte inferior das costas			
Latíssimo do dorso	Processos espinhosos de T7-L5 Sacro via aponeurose lombar Crista do ílio	Aspecto medial do sulco bicipital do úmero	Extensão do braço a partir de uma posição flexionada Adução Depressão do ombro Auxílio à rotação medial Fornecimento de um "bolso de colete" para o ângulo inferior da escápula, segurando-a contra as costelas
Quadrado do lombo	Crista ilíaca posterior e ligamento iliolombar	Borda inferior da 12ª costela e processos transversos de L1-L5	Bilateral: estabilidade da 12ª costela durante a respiração, auxílio na extensão da coluna lombar Unilateral: flexão lateral do tronco ou elevação do ílio

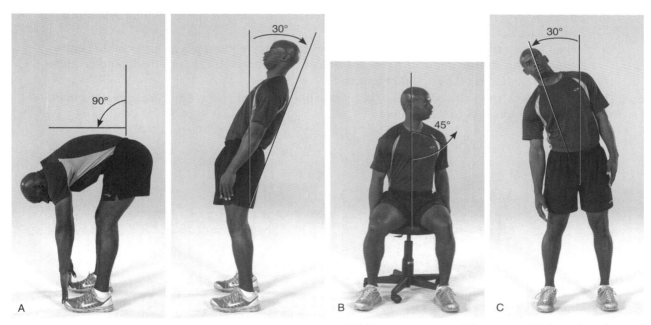

FIGURA 4.3 Amplitude de movimento toracolombar normal. (A) Flexão e extensão, (B) rotação e (C) flexão lateral.

ALONGAMENTOS: MÚSCULOS OBLÍQUOS DO ABDOME

Alongamentos dos músculos oblíquos do abdome com o auxílio de um terapeuta, sentado

Este alongamento é projetado para melhorar a rotação do tronco. Rodar para a direita alonga o oblíquo externo direito do abdome e o oblíquo interno esquerdo do abdome.

1. O paciente está sentado em uma maca de tratamento, com os joelhos flexionados e as pernas pendendo na lateral para fora da maca, ou em um banco com os pés firmemente apoiados no chão. Esta posição estabiliza os quadris. Mantendo a coluna alongada e sem arquear as costas, o paciente roda o máximo possível para a direita, mantendo o nariz alinhado com o esterno (esta posição neutra é mais confortável). Esta posição alonga os rotadores de tronco à esquerda na máxima amplitude livre de dor.
2. Assuma uma posição estável atrás do paciente e passe seu braço direito sob o braço direito do paciente, colocando sua mão direita na parte anterior do ombro do paciente. Coloque sua mão esquerda sobre a escápula esquerda do paciente, próximo da borda inferomedial. Peça-lhe que comece lentamente a rodar as costas para a esquerda, mantendo a cabeça em posição neutra (Figura 4.4). Certifique-se de que ele está rodando o tronco, e não apenas empurrando para trás com o ombro. Você fornece a resistência correspondente para esta contração isométrica, assegurando-se de que o paciente está respirando normalmente o tempo todo.
3. Depois da força isométrica, o paciente relaxa e respira. Enquanto relaxa, mantém seu tronco na posição inicial.
4. Enquanto ele expira, peça-lhe que rode mais à direita, mantendo a cabeça em posição neutra e a coluna alongada. Isto aumenta o alongamento dos músculos oblíquo externo direito do abdome e oblíquo interno esquerdo do abdome.
5. Repita duas ou três vezes e, em seguida, reposicione o paciente para fazer o mesmo alongamento, desta vez rodando para a esquerda.

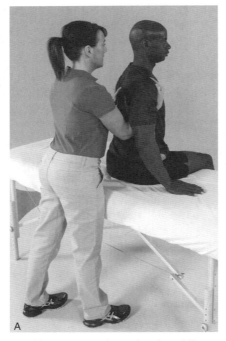
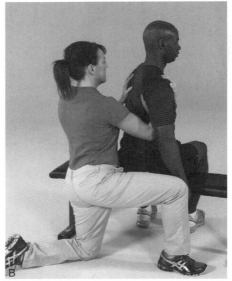

FIGURA 4.4 Alongamento dos músculos oblíquos do abdome (A) sobre uma maca e (B) sobre um banco.

ALONGAMENTOS: MÚSCULOS OBLÍQUOS DO ABDOME

Autoalongamento dos músculos oblíquos do abdome, sentado

1. Sente-se confortavelmente em uma cadeira de espaldar reto. Mantendo a coluna alongada e a cabeça em posição neutra, rode para a esquerda tanto quanto possível, e depois segure no espaldar da cadeira para manter-se nesta posição (Figura 4.5).
2. A partir desta posição inicial, tente rodar as costas para a direita usando o tronco, não apenas os ombros. Mantenha esta contração isométrica dos oblíquos por 6 segundos e respire normalmente.
3. Após esta contração isométrica, respire fundo e, ao expirar, rode para a esquerda usando o tronco, e não puxando com os braços, para alongar os oblíquos.

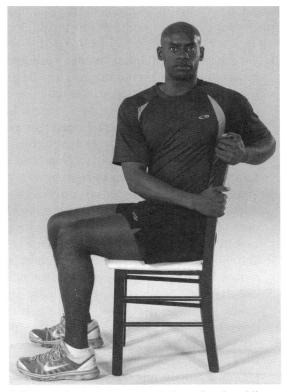

FIGURA 4.5 Autoalongamento dos músculos oblíquos do abdome.

Autoalongamento dos músculos oblíquos do abdome usando um aparelho extensor lombar

1. Ajuste um aparelho extensor lombar na altura correta de modo que você possa ficar com o quadril direito apoiado no coxim e os pés firmemente colocados no apoio para os pés. Incline lateralmente e rode o tronco para a direita, deixando que os braços relaxem em direção ao chão (ou cruze-os sobre o tórax se isso for mais confortável) (Figura 4.6).
2. Lentamente comece a rodar as costas para a esquerda, apenas o suficiente para acionar seus músculos contra a gravidade; mantenha esta posição, contraindo isometricamente os oblíquos por 6 segundos. Continue respirando normalmente.
3. Após esta contração isométrica, respire fundo e, ao expirar, flexione e rode para a direita para alongar os oblíquos.

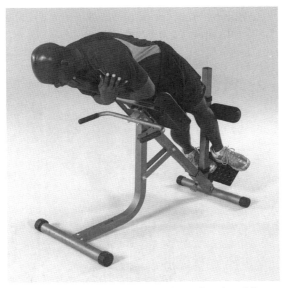

FIGURA 4.6 Autoalongamento dos músculos oblíquos do abdome usando um aparelho extensor lombar de 45 graus.

ALONGAMENTOS: REGIÃO LOMBAR

Alongamento do quadrado do lombo com o auxílio de um terapeuta, decúbito lateral

Este alongamento é principalmente para as fibras verticais, que compõem a maior parte do músculo. Funciona melhor se os abdutores de quadril forem alongados primeiro (ver Capítulo 5).

1. O paciente está em decúbito lateral esquerdo, com as costas na borda da maca e a perna direita hiperestendida e pendurada para fora da borda da maca. A perna esquerda está flexionada e o mais perto possível do tórax. Certifique-se de que o paciente está com os quadris verticalmente um sobre o outro. O paciente leva o braço direito acima da cabeça. Isto alonga o quadrado do lombo (QL) direito. Se o paciente apresentar qualquer dor lombar nesta posição, ele pode flexionar-se na cintura de modo a arredondar a parte lombar da sua coluna vertebral, mantendo as pernas penduradas para fora da borda da maca. Se este posicionamento alternativo não aliviar o desconforto do paciente, use a versão em decúbito dorsal deste alongamento (ver alongamento a seguir).
2. Fique atrás do paciente. Cruze seus braços e coloque sua mão esquerda contra a crista ilíaca direita do paciente; sua mão direita espalmada é colocada no aspecto lateral da caixa torácica do paciente (Figura 4.7). Esta posição de mãos cruzadas lhe dá uma melhor vantagem mecânica para resistir à contração isométrica do QL.
3. O treinamento do paciente começa agora. Seu objetivo é fazer o paciente contrair o QL direito movendo o quadril e as costelas um em direção ao outro. Ele inclina para o lado e eleva o quadril ao mesmo tempo (ver as setas indicando a contração isométrica). Muitas pessoas têm dificuldade em fazer isso, então você pode precisar dividir o movimento em componentes separados e trabalhar estes componentes até que o paciente seja capaz de fazer cada movimento separadamente e, em seguida, combiná-los. Tenha paciência e seja criativo.
4. Uma vez que o paciente é capaz de realizar o movimento, peça-lhe que comece lentamente a tentar mover a parte superior do quadril e a caixa torácica um em direção ao outro. Você aplica a resistência correspondente para impedir que ocorra qualquer movimento. Você controla a força do esforço do paciente.
5. Depois da força isométrica, o paciente relaxa e inspira profundamente. Enquanto relaxa, deixe a perna dele (e o quadril) cair em direção ao chão.
6. Enquanto o paciente expira, peça a ele que puxe ativamente seu pé para mais perto do chão e leve o braço o mais longe possível acima da cabeça, a fim de aumentar o alongamento do QL direito.
7. Repita duas ou três vezes.

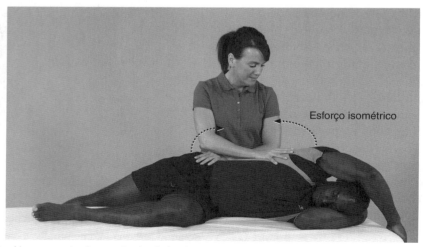

FIGURA 4.7 Alongamento do quadrado do lombo em decúbito lateral.

ALONGAMENTOS: REGIÃO LOMBAR

Alongamento do quadrado do lombo com o auxílio de um terapeuta, decúbito dorsal com tração da perna

Esta versão do alongamento do QL, embora um pouco menos eficaz, é mais fácil para o paciente e o terapeuta.

1. O paciente está em decúbito dorsal sobre uma maca ou um *mat* no chão. Assuma uma posição estável e segure firmemente o pé e o tornozelo esquerdos. Estenda passivamente toda a perna puxando o quadril para baixo, então cruze a linha média alongando o QL à direita (Figura 4.8).
2. A partir desta posição inicial, o paciente tenta "elevar o quadril" (puxar o osso do quadril em direção à axila). Certifique-se de que ele não está levantando a perna em direção ao teto (flexão de quadril). Mantenha esta contração isométrica do QL por 6 segundos enquanto o paciente respira normalmente.
3. Depois da força isométrica, o paciente relaxa e inspira profundamente. Enquanto ele relaxa, mantém o membro inferior na posição inicial.
4. Enquanto expira, o paciente estende passivamente a perna para baixo cruzando a linha média, aprofundando o alongamento do QL direito. Você pode conseguir algum alongamento adicional pedindo ao paciente que mova seu braço direito acima da cabeça de modo a alongar toda a lateral direita.
5. Repita duas ou três vezes.

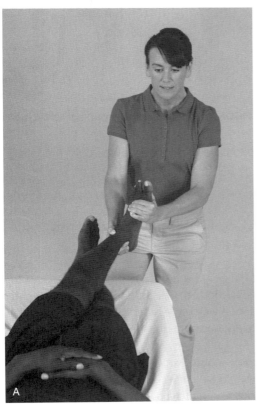 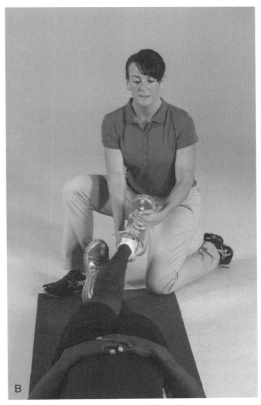

FIGURA 4.8 Alongamento do quadrado do lombo, variação com tração da perna, (A) sobre uma maca e (B) sobre um *mat* no chão.

ALONGAMENTOS: REGIÃO LOMBAR

Autoalongamento do quadrado do lombo, sentado com inclinação lateral do tronco

1. Sente-se confortavelmente em uma cadeira de espaldar reto ou em um banco, e mantenha a coluna alongada. Coloque uma toalha longa ou faixa de alongamento sob o pé esquerdo. Leve o braço direito atrás da cabeça, tomando cuidado para não forçar o queixo contra o tórax. Incline lateralmente para a esquerda tanto quanto possível, pegue a faixa de alongamento com a mão esquerda e remova folgas (Figura 4.9). Esta posição alonga o QL direito.
2. Usando a faixa de alongamento para evitar o movimento, tente lentamente sentar-se alinhado, contraindo isometricamente o QL direito por 6 segundos enquanto respira normalmente.
3. Depois da contração isométrica, relaxe, respire e aprofunde o alongamento flexionando-se mais à esquerda.
4. Repita duas ou três vezes.

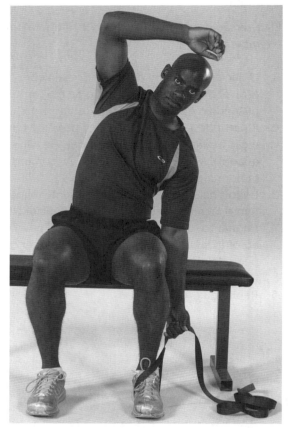

FIGURA 4.9 Autoalongamento do quadrado do lombo.

Alongamento dos extensores das costas em decúbito dorsal, com os joelhos contra o tórax, com o auxílio de um terapeuta

Este é um excelente alongamento para os músculos das laterais da parte lombar da coluna vertebral.

> Se o paciente tem queixa de dor lombar, este alongamento pode ser contraindicado em razão do risco de causar ou exacerbar uma possível hérnia de disco.

1. O paciente fica em decúbito dorsal sobre uma maca de tratamento ou um *mat* no chão. Ele puxa ativamente ambos os joelhos o mais perto possível do tórax. Assuma uma posição estável ao lado do paciente, coloque suas mãos atrás dos joelhos dele e acrescente uma quantidade de alongamento passivo (joelhos no tórax) suficiente apenas para que ele sinta um leve alongamento na região lombar (Figura 4.10).
2. Oriente o paciente a começar lentamente a empurrar contra você, como se tentasse estender as pernas. Isto acionará isometricamente o glúteo máximo e os músculos da parte inferior das costas. Mantenha esta contração isométrica por 6 segundos enquanto o paciente respira normalmente.
3. Depois da contração isométrica, o paciente relaxa enquanto você adiciona alongamento passivo adicional (joelhos contra o tórax), a fim de aumentar o alongamento dos músculos paravertebrais lombares.
4. Repita duas ou três vezes.

ALONGAMENTOS: REGIÃO LOMBAR

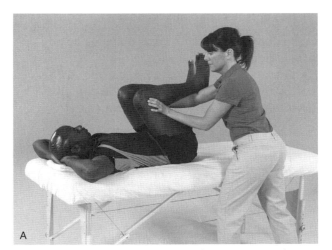
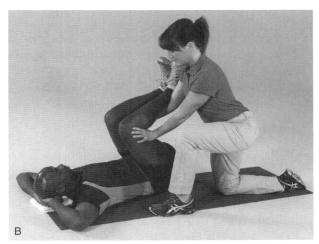

FIGURA 4.10 Alongamento dos extensores das costas com o auxílio de um terapeuta (A) sobre uma maca e (B) sobre um *mat* no chão.

Autoalongamento dos extensores das costas em decúbito dorsal, com os joelhos contra o tórax

Este é um excelente alongamento para os músculos das laterais da parte lombar da coluna vertebral.

> Se você tem queixa de dor lombar, este alongamento pode ser contraindicado por causa do risco de causar ou exacerbar uma possível hérnia de disco. Consulte seu médico antes de prosseguir.

1. Deite em decúbito dorsal sobre um *mat* no chão. Puxe ativamente ambos os joelhos o mais próximo possível do tórax. Coloque as mãos atrás dos joelhos e acrescente uma quantidade de alongamento passivo (joelhos contra o tórax) suficiente apenas para que você sinta um leve alongamento na região lombar (Figura 4.11).
2. Comece a empurrar lentamente contra as mãos, como se estivesse tentando estender as pernas. Isto acionará isometricamente o glúteo máximo e os músculos da parte inferior das costas. Mantenha esta contração isométrica por 6 segundos, respirando normalmente.
3. Depois da contração isométrica, relaxe e respire; em seguida, adicione alongamento passivo adicional (joelhos contra o tórax) a fim de aumentar o alongamento dos músculos paravertebrais lombares.
4. Repita duas ou três vezes.

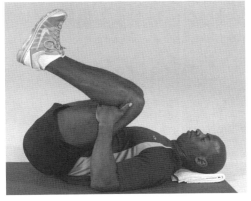

FIGURA 4.11 Autoalongamento dos extensores das costas.

ALONGAMENTOS: REGIÃO LOMBAR

Alongamento em torção da coluna vertebral, em decúbito dorsal, com o auxílio de um terapeuta

Este alongamento trabalha os paravertebrais lombares, o quadrado do lombo e os oblíquos do abdome. O músculo mais encurtado deste grupo será o mais alongado.

> Se o paciente tem queixa de dor lombar, este alongamento pode ser contraindicado por causa do risco de causar ou exacerbar uma possível hérnia de disco. Consulte seu médico antes de prosseguir.

1. O paciente está em decúbito dorsal sobre uma maca de tratamento ou um *mat* no chão. Ele flexiona os quadris em cerca de 60 graus, flexiona os joelhos e apoia os pés sobre a maca/*mat*. Mantendo os ombros apoiados na superfície, ele deixa ambos os joelhos caírem para o lado direito até um limite confortável. Isso alonga os músculos da parte lombar das costas à esquerda.
2. Assuma uma posição estável no lado direito do paciente que lhe possibilite fornecer resistência à medida que o paciente tenta mover as pernas de volta à posição inicial (Figura 4.12).
3. Oriente o paciente a lentamente tentar mover as pernas de volta à posição inicial, enquanto você o impede de se mover. Mantenha esta contração isométrica por 6 segundos enquanto o paciente respira normalmente.
4. Depois da contração isométrica, oriente o paciente a puxar os joelhos para mais perto do chão à direita, alongando a parte lombar da coluna vertebral à esquerda.
5. Repita duas ou três vezes.

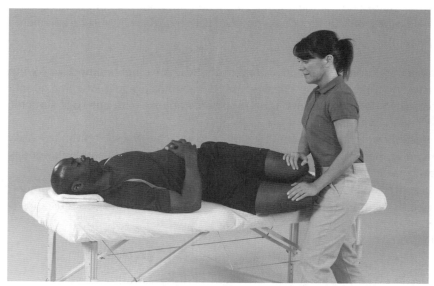

FIGURA 4.12 Alongamento em torção da coluna vertebral com o auxílio de um terapeuta.

ALONGAMENTOS: REGIÃO LOMBAR

Autoalongamento em torção da coluna vertebral em decúbito dorsal

> Se você tem queixa de dor lombar, este alongamento pode ser contraindicado em razão do risco de causar ou exacerbar uma possível hérnia de disco. Consulte seu médico antes de prosseguir.

1. Deite-se em decúbito dorsal sobre um *mat* no chão. Flexione os quadris em cerca de 60 graus, flexione os joelhos e apoie os pés nivelados sobre o *mat*. Cruze o joelho esquerdo sobre o direito, mantenha os ombros sobre o *mat* e solte ambos os joelhos para o lado esquerdo até onde possam ir confortavelmente. Isso alonga os músculos da parte lombar da coluna vertebral à direita (Figura 4.13).
2. Use a perna esquerda para fornecer resistência à medida que você tenta lentamente mover sua perna direita de volta à posição inicial. Mantenha esta contração isométrica por 6 segundos e continue respirando normalmente.
3. Depois da contração isométrica, puxe os joelhos para mais perto do chão à esquerda, alongando a parte lombar da coluna vertebral à direita.
4. Repita duas ou três vezes.

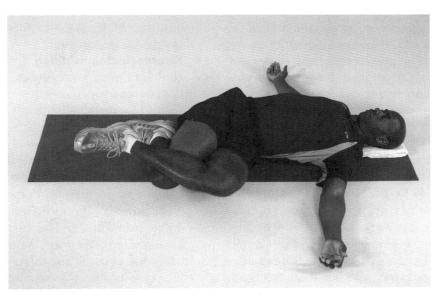

FIGURA 4.13 Autoalongamento em torção da coluna vertebral.

PESCOÇO

A região cervical da coluna vertebral, ou pescoço, é um depósito de tensão muscular. Muitas pessoas experimentam desconforto ou dor nesta região por causa do estresse postural, atividades relacionadas com o trabalho ou traumas. Alongar os músculos do pescoço pode fornecer grande alívio do encurtamento e da dor, mas também pode produzir dor se feito de maneira muito agressiva. Duas queixas comuns relacionadas com a região da cabeça e do pescoço são as lesões em chicote e as cefaleias.

- **Lesão em chicote.** Lesão em chicote é o nome popular para uma lesão das vértebras e tecidos moles do pescoço causada pela flexão-extensão súbita e traumática da parte cervical da coluna. O termo médico para lesão em chicote é lesão cervical em aceleração-desaceleração. Embora geralmente associada a acidentes automobilísticos, a lesão em chicote pode ocorrer em qualquer situação em que o pescoço se move violentamente, como ao ser parado no futebol americano, em colisões no hóquei no gelo ou numa queda para trás em uma escada. Os sintomas das lesões em chicote variam muito de uma pessoa para outra. Dependendo da gravidade da lesão, as vértebras e os discos vertebrais podem ser comprometidos; os tecidos ligamentares podem experimentar uma entorse, especialmente o ligamento longitudinal anterior; e uma variedade de músculos do pescoço pode ser estirada. Os sintomas podem incluir movimentos limitados e dolorosos do pescoço; cefaleias intensas; espasmo muscular ao redor do pescoço, ombros e parte superior das costas; dor que irradia para os braços; e visão turva. O alongamento é contraindicado na fase aguda desta condição, mas pode oferecer alívio significativo nos estágios posteriores de recuperação como parte de um programa de tratamento global.
- **Cefaleia.** As cefaleias são a queixa médica mais comum nos Estados Unidos, representando um gasto de bilhões de dólares por ano em medicamentos de venda livre. A International Headache Society classificou mais de 200 tipos de cefaleia. As cefaleias tensionais são o tipo mais comum e geralmente respondem bem a uma combinação de massagem e alongamento para os músculos do pescoço e dos ombros. As enxaquecas são mais recalcitrantes e respondem imprevisivelmente à massagem e ao alongamento.

Ao realizar alongamentos do pescoço, tenha especial cuidado para que o paciente esteja livre de dor em todos os momentos. Se estiver atendendo alguém que tenha sofrido algum tipo de lesão no pescoço, seja cauteloso. Às vezes o paciente pode não perceber que está se esforçando demais e vai sentir dor um ou dois dias depois.

Anatomia

Os músculos da parte cervical da coluna vertebral incluem o trapézio superior, o esternocleidomastóideo (ECM), os suboccipitais, os escalenos e os levantadores da escápula (Figura 4.14, Tabela 4.2). A seguir, discute-se cada um deles e então se descreve a avaliação funcional da parte cervical da coluna vertebral.

- **Trapézio superior.** Muitas pessoas têm o músculo trapézio superior excessivamente tenso. Quando o trapézio superior está muito encurtado, pode limitar a ADM, levar a dor no pescoço e no ombro e causar cefaleias. Ele também desenvolve pontos-gatilho importantes.
- **Esternocleidomastóideo.** O ECM é um músculo complexo, com muitas ações. Em suas inserções distais, tem duas partes, a esternal e a clavicular. Estas duas divisões fundem-se em uma inserção comum no crânio.
- **Escalenos.** Os músculos escalenos são divididos em três seções: anterior, média e posterior. Eles estão fortemente implicados na síndrome do desfiladeiro torácico, na síndrome do túnel do carpo e em outras condições dolorosas do pescoço, do ombro e do braço. Isso ocorre porque o plexo braquial (um feixe de nervos) e a artéria subclávia passam entre os escalenos anterior e médio e podem ficar aprisionados e comprometidos se os músculos estiverem excessivamente tensos.
- **Suboccipitais.** Os quatro músculos suboccipitais compreendem dois pares: os músculos reto anterior e reto posterior da cabeça e os músculos oblíquo superior e oblíquo inferior da cabeça. Estes são os músculos mais profundos do aspecto superior posterior do pescoço. O reto posterior maior da cabeça e os oblíquos formam o triângulo suboccipital de cada lado da coluna vertebral. A artéria vertebral cruza o triângulo, que é preenchido por tecido conjuntivo denso e orduroso e é coberto pelos músculos mais superficiais semiespinal da cabeça e longuíssimo da cabeça. Mesmo sendo pequenos, muitas vezes estes músculos de-

têm uma enorme quantidade de tensão e se beneficiam muito do alongamento.

- **Levantador da escápula**. O levantador da escápula muitas vezes está implicado em queixas de rigidez do pescoço, especialmente quando a rotação é limitada. O estresse postural pode tornar este músculo estressado em excesso ou excentricamente, podendo, neste caso, precisar de fortalecimento em vez de alongamento.

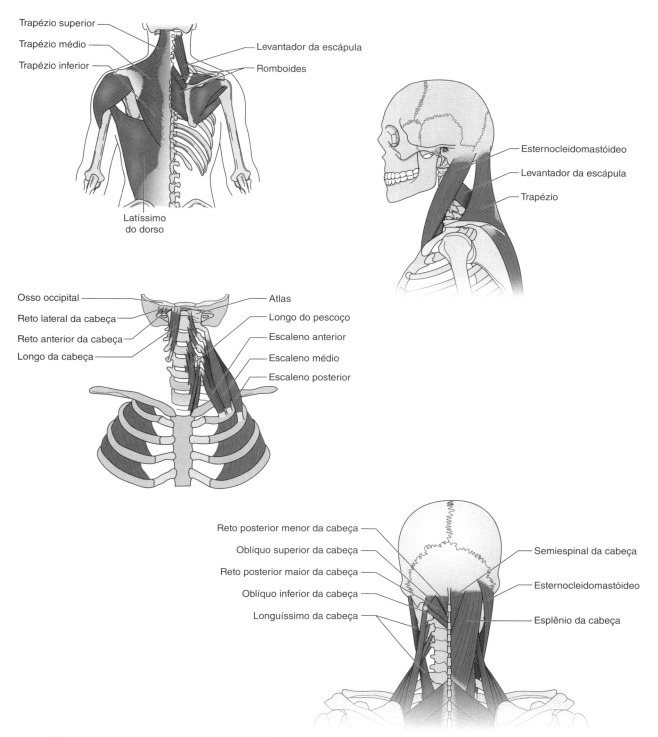

FIGURA 4.14 Músculos da região cervical.

TABELA 4.2 Músculos da parte cervical da coluna vertebral

Músculo	Origem	Inserção	Ação
Levantador da escápula	Processo transverso de C1-C4	Ângulo superior e borda medial da escápula	Bilateral: estende a cabeça e o pescoço, ajuda a encolher os ombros Unilateral: auxilia na rotação para baixo e na elevação da escápula, auxilia na flexão lateral e na rotação do pescoço para o mesmo lado
Oblíquo inferior da cabeça	Processo espinhoso do áxis (C2)	Processo transverso do atlas (C1)	Roda e inclina a cabeça para o mesmo lado
Oblíquo superior da cabeça	Processo transverso do atlas (C1)	Aspecto lateral do occipício, entre as linhas nucal superior e inferior	Estende a cabeça sobre o pescoço Inclina a cabeça para o mesmo lado
Reto posterior maior da cabeça	Processo espinhoso do áxis (C2)	Linha nucal inferior do occipício, lateral ao reto posterior menor da cabeça	Estende a cabeça sobre o pescoço Roda e inclina a cabeça para o mesmo lado
Reto posterior menor da cabeça	Tubérculo localizado no arco posterior do atlas (C1)	Linha nucal inferior do occipício, medial ao reto posterior maior da cabeça	Estende a cabeça sobre o pescoço
Escaleno anterior	Aspecto anterior dos processos transversos de C3-C6	Aspecto superior da primeira costela	Flexão lateral da coluna cervical Auxílio na flexão do pescoço Elevação das costelas durante a inspiração
Escaleno médio	Processos transversos de C2-C7	Aspecto superior da primeira costela posterior ao escaleno médio	Flexão lateral da parte cervical da coluna vertebral Elevação das costelas durante a inspiração
Escaleno posterior	Processos transversos de C5-C7	Aspecto superior da segunda costela posterior ao escaleno médio	Flexão lateral da parte cervical da coluna vertebral Elevação das costelas durante a inspiração
Esternocleidomastóideo	Divisão esternal: aspecto anterior do manúbrio do esterno Divisão clavicular: aspecto superoanterior do terço medial da clavícula	Aspecto lateral do processo mastóideo Metade lateral da linha nucal superior do osso occipital	Bilateral: flexão da cabeça e do pescoço, especialmente contra a resistência da gravidade Unilateral: rotação da cabeça para o lado oposto, auxílio na flexão lateral para o mesmo lado
Trapézio superior	Occipício Processos espinhosos de C7-T12 e ligamento nucal	Aspecto posterior do terço lateral da clavícula	Unilateral: elevação do ombro, flexão lateral da cabeça e do pescoço Bilateral: extensão da cabeça e do pescoço

Avaliação funcional

A parte cervical da coluna vertebral é capaz de realizar movimento em seis direções: flexão, extensão, flexão lateral para cada um dos lados e rotação para cada um dos lados (ver Figura 4.15). Estes movimentos também podem ser combinados de modo a criar uma maior variedade de movimento. Além de se mover com o pescoço, a cabeça se move independentemente da parte cervical da coluna em flexão, extensão, rotação e inclinação lateral.

A ADM da cabeça sobre o pescoço é a seguinte:

Flexão = 10 graus (levar o queixo em direção ao pescoço)
Extensão = 25 graus (olhar para cima)
Rotação = 45 graus

A ADM do pescoço é a seguinte (estes valores incluem o movimento da cabeça sobre o pescoço da lista anterior):

Flexão = 85 graus (levar o queixo em direção ao tórax)
Extensão = 70 graus (inclinar a cabeça e o pescoço para trás)
Rotação = 80 graus
Flexão lateral = 40 graus

O movimento da cabeça e do pescoço é mais complexo do que os movimentos em torno de outras articulações. Muitos músculos contribuem para um dado movimento, e é difícil isolar um músculo de cada vez. Portanto, mesmo que o foco esteja em cinco grupos musculares (trapézio superior, ECM, suboccipitais, escalenos e levantador da escápula), os músculos sinérgicos que contribuem para o mesmo movimento também serão afetados.

ADM dos movimentos da cabeça sobre o pescoço

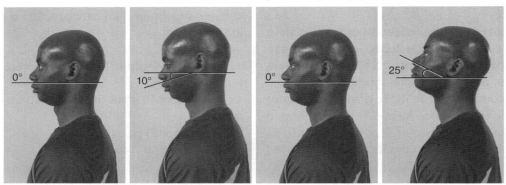

Flexão = 10°   Extensão = 25°

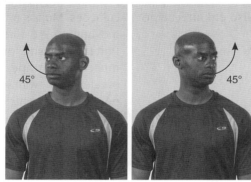

Rotação = 45°

ADM dos movimentos do pescoço

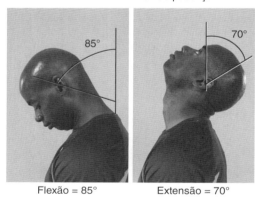

Flexão = 85°   Extensão = 70°

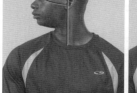
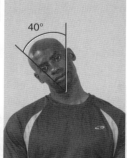
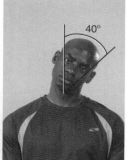

Rotação = 80°   Flexão lateral = 40°

FIGURA 4.15 Amplitude de movimento normal da cabeça e do pescoço.

ALONGAMENTOS: TRAPÉZIO SUPERIOR

Alongamento de trapézio superior em decúbito dorsal em uma maca, com o auxílio de um terapeuta

Este alongamento melhora a amplitude de movimento em rotação e flexão cervical e na depressão do ombro. As posições cinesiológicas para alongar o trapézio superior são flexão de pescoço, flexão lateral de pescoço para a direita, rotação esquerda e depressão do ombro esquerdo. É uma posição extremamente difícil para o paciente iniciar e manter enquanto está em decúbito dorsal, e é desafiador para o profissional segurar corretamente. Decidimos incluir este alongamento da forma demonstrada porque girar a cabeça para a direita, flexionar o pescoço (queixo para baixo) e deprimir o ombro esquerdo estica o trapézio superior esquerdo o suficiente para obter um alongamento eficaz. Esta posição é confortável para o paciente, uma vez que a cabeça fica descansada na mesa, e permite que o profissional ofereça uma resistência confortável e fácil à elevação do ombro e extensão do pescoço. Esta posição não aborda a ação rotacional do trapézio superior.

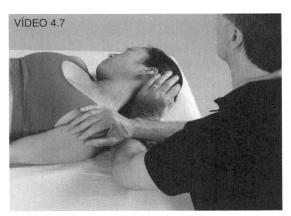

FIGURA 4.16 Alongamento de trapézio superior esquerdo em uma maca.

1. O paciente está em decúbito dorsal sobre uma maca de tratamento. Ajude-o a girar a cabeça o máximo possível sem dor e, então, coloque o queixo dele o mais para baixo possível. Se o ombro direito interferir nesse movimento, faça com que o próprio paciente o puxe para baixo, para longe da cabeça, e abaixe novamente o queixo. Ele abaixa o ombro direito, levando-o para longe da cabeça. Essa posição inicial estica o trapézio superior esquerdo até sua amplitude máxima sem dor.
2. Coloque a base da sua mão esquerda no occipício do paciente, com seus dedos descansando na cabeça atrás da orelha dele. Coloque sua mão direita no ombro esquerdo dele (Figura 4.16). Peça para ele começar lentamente a fazer força contra suas duas mãos, como se aproximasse a nuca e o ombro esquerdo. Você faz a mesma resistência enquanto ele contrai isometricamente o trapézio superior esquerdo durante 6 segundos. O paciente deve empurrar igualmente nas duas extremidades e respirar normalmente o tempo todo.
3. Após a força isométrica, o paciente relaxa e inspira. Enquanto ele relaxa, mantenha a cabeça na posição inicial.
4. Enquanto ele expira, peça para que vire a cabeça mais para a direita, coloque o queixo mais para baixo (se possível) e afaste o ombro esquerdo mais ainda da cabeça. Isso aprofunda o alongamento do trapézio superior.
5. Repita duas ou três vezes.

ALONGAMENTOS: TRAPÉZIO SUPERIOR

Alongamento de trapézio superior em decúbito dorsal puxando um braço, com o auxílio de um terapeuta

Este é um alongamento alternativo, mais fácil de fazer, mas levemente menos eficaz que o alongamento anterior, também em decúbito dorsal.

1. O paciente está deitado em decúbito dorsal na maca. Fique do lado esquerdo dele e peça para que ele estique o braço esquerdo na direção dos pés, para deprimir o ombro esquerdo. Segure a mão e o punho esquerdos. Essa posição inicial prolonga o trapézio superior esquerdo (Figura 4.17).
2. Instrua o paciente a tentar lentamente balançar o ombro esquerdo enquanto você impede o movimento. Segure essa contração isométrica do trapézio superior por 6 segundos.
3. O paciente relaxa e inspira e, ao expirar, peça que ele tente novamente alcançar os pés, aprofundando o alongamento do trapézio superior esquerdo. Ele pode obter mais alongamento rodando a cabeça mais para a direita.
4. Repita duas ou três vezes.

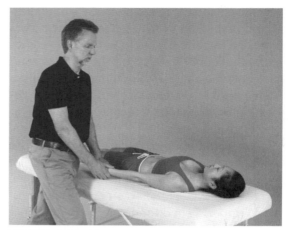

FIGURA 4.17 Alongamento de trapézio superior esquerdo puxando um braço.

Alongamento de trapézio superior, sentado, com o auxílio de um terapeuta

Esta versão alonga os dois lados ao mesmo tempo.

1. O paciente senta-se em uma cadeira ou em um banco. Ele fica ereto para manter a coluna alongada e estica os braços em direção ao chão, para alongar os trapézios superiores até sua amplitude máxima confortável.
2. Assuma uma posição estável atrás do paciente e coloque suas mãos em cima da extremidade dos ombros dele (Figura 4.18).
3. Instrua o paciente a começar lentamente a tentar encolher os ombros enquanto você resiste, contraindo de forma isométrica os trapézios superiores por 6 segundos enquanto ele respira normalmente.
4. Após a força isométrica, o paciente relaxa e inspira. Ele mantém as costas alongadas enquanto estica os braços em direção ao chão para alongar os trapézios superiores.
5. Repita duas ou três vezes.

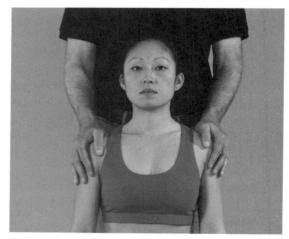

FIGURA 4.18 Alongamento de trapézio superior, sentado, com o auxílio de um terapeuta.

ALONGAMENTOS: TRAPÉZIO SUPERIOR

Autoalongamento de trapézio superior em decúbito dorsal

1. Este é um alongamento fácil de fazer sozinho. Deite-se de costas, mantendo o pescoço bem esticado, e vire a cabeça para a direita o máximo possível; também abaixe o queixo o máximo possível e puxe o ombro esquerdo na direção de seus pés. Agora, coloque seu braço esquerdo sob o corpo para ancorar o ombro esquerdo. Abrace a cabeça com o braço direito, de modo que os dedos da mão direita segurem a base de seu crânio (Figura 4.19).
2. A partir dessa posição inicial, tente mover seu ombro esquerdo e sua nuca na direção um do outro por 6 segundos enquanto usa a mão para resistir a esse movimento.
3. Após essa contração isométrica do trapézio superior esquerdo, aumente o alongamento girando ainda mais para a direita, colocando o queixo mais para baixo e puxando o ombro esquerdo para mais longe de sua cabeça.

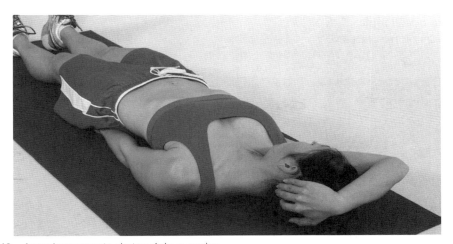

FIGURA 4.19 Autoalongamento de trapézio superior.

ALONGAMENTOS: ESTERNOCLEIDOMASTÓIDEO

Alongamento de esternocleidomastóideo, em decúbito dorsal, com o auxílio de um terapeuta

Este alongamento melhora a rotação da cabeça e do pescoço.

1. O paciente está deitado em decúbito dorsal em uma maca de tratamento ou em um *mat* no chão. Mantendo o pescoço dele alongado, instrua-o a girar a cabeça o máximo possível para a esquerda sem dor. Essa posição inicial estica o esternocleidomastóideo até sua amplitude máxima sem dor.
2. Apoie a cabeça do paciente em sua mão esquerda, que deve ficar na superfície: coloque a mão direita logo acima da orelha dele (Figura 4.20). Peça para ele começar a lentamente tentar girar a cabeça para a direita. Ele não deve tentar levantar a cabeça da maca. Você oferece uma resistência equivalente enquanto ele contrai o esternocleidomastóideo em isometria por 6 segundos. O paciente deve respirar normalmente o tempo todo.
3. Após a força isométrica, o paciente relaxa e inspira. Enquanto ele relaxa, mantenha a cabeça na posição inicial.
4. Enquanto ele expira, você deve girar a cabeça mais para a esquerda, aprofundando o alongamento do esternocleidomastóideo.
5. Repita duas ou três vezes.

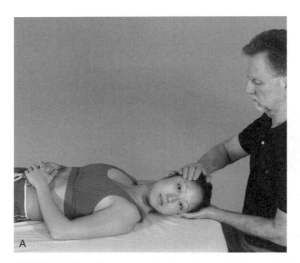 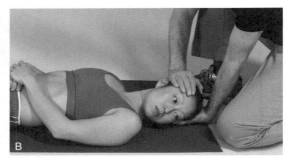

FIGURA 4.20 Alongamento de esternocleidomastóideo (A) em uma maca e (B) em um *mat* no chão.

ALONGAMENTOS: ESTERNOCLEIDOMASTÓIDEO

Alongamento de esternocleidomastóideo, sentado, com o auxílio de um terapeuta

1. O paciente senta-se em uma cadeira ou em um banco. Mantendo as costas e o pescoço bem alongados, ele gira a cabeça para a esquerda até o máximo que for confortável. Essa posição inicial estica o esternocleidomastóideo esquerdo até sua amplitude máxima sem dor.
2. Assuma uma posição estável que lhe permita colocar as mãos de cada lado da cabeça dele, logo acima das orelhas (Figura 4.21).
3. Peça para ele começar lentamente a tentar girar a cabeça para a direita. Você oferece uma resistência equivalente enquanto ele contrai o esternocleidomastóideo isometricamente por 6 segundos. O paciente deve respirar normalmente o tempo todo.
4. Após a força isométrica, o paciente relaxa e inspira. Enquanto ele relaxa e expira, deve girar a cabeça mais para a esquerda, aprofundando o alongamento do esternocleidomastóideo.
5. Repita duas ou três vezes.

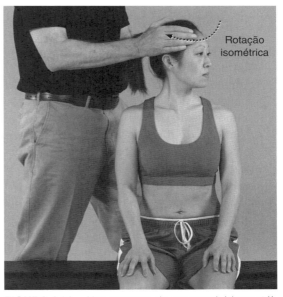

FIGURA 4.21 Alongamento de esternocleidomastóideo sentado.

Autoalongamento de esternocleidomastóideo em decúbito dorsal

1. Deite-se de costas e vire a cabeça o máximo possível para a esquerda, mantendo o pescoço alongado. Coloque uma mão sob a cabeça e outra logo acima da orelha direita (Figura 4.22).
2. A partir dessa posição inicial, comece a lentamente tentar virar a cabeça para a direita por 6 segundos enquanto resiste ao movimento com as mãos. Assegure-se de não tentar levantar a cabeça do chão ou da maca; só vire para a direita.
3. Depois dessa contração isométrica do esternocleidomastóideo, relaxe, respire e aumente o alongamento girando ainda mais para a esquerda.

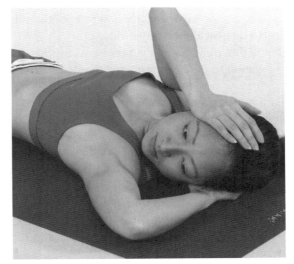

FIGURA 4.22 Autoalongamento de esternocleidomastóideo. Mantenha a cabeça no *mat*.

ALONGAMENTOS: ESCALENOS

Alongamento dos escalenos, em decúbito dorsal, com o auxílio de um terapeuta

Este alongamento melhora a flexão lateral da cabeça e do pescoço.

1. O paciente está deitado em decúbito dorsal. Instrua-o a flexionar a cabeça e o pescoço lateralmente para a direita o máximo possível sem dor. Evite que ele adicione uma rotação ao movimento pedindo que mantenha o nariz apontado diretamente para o teto. Ele também empurra o ombro esquerdo para longe da cabeça, de modo a ancorar as ligações dos escalenos com as costelas. Essa posição inicial estica os escalenos esquerdos até sua amplitude máxima sem dor.

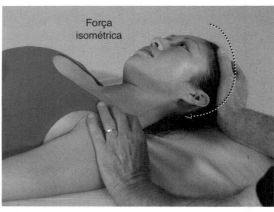

FIGURA 4.23 Alongamento dos escalenos sem rotação da cabeça.

2. Coloque sua mão direita na cabeça do paciente, logo acima da orelha esquerda. Coloque sua mão esquerda contra o ombro esquerdo dele para ancorá-lo (Figura 4.23). Instrua-o a começar a empurrar lentamente contra sua mão direita, como se estivesse tentando mover a orelha esquerda diretamente até o ombro esquerdo. Assegure-se de que ele não adiciona rotação a esse esforço. Ele não empurra com o ombro, porque você o está usando para ancorar as costelas, que são a ligação distal dos escalenos (veja a flecha de força isométrica). Você oferece a mesma resistência enquanto ele contrai os escalenos isometricamente por 6 segundos. O paciente respira normalmente o tempo todo.
3. Após a força isométrica, o paciente relaxa e inspira. Enquanto ele relaxa, deve manter a cabeça na posição inicial.
4. Enquanto ele expira, peça para que mova a orelha direita para mais perto do ombro direito, assegurando-se de manter o nariz apontado diretamente para o teto. Isso aprofunda o alongamento dos escalenos esquerdos.
5. Repita duas ou três vezes, e então ajude-o a reposicionar sua cabeça para fazer o mesmo alongamento para os escalenos direitos.

Para mais especificidade, você pode isolar os escalenos anterior ou posterior girando a cabeça da seguinte forma:

- Escaleno anterior esquerdo – Flexione o pescoço lateralmente para a direita e então gire a cabeça 45 graus para a esquerda (Figura 4.24a). A partir dessa posição, siga a sequência do alongamento.
- Escaleno posterior esquerdo – Flexione o pescoço lateralmente para a direita e então gire a cabeça 45 graus para a direita (Figura 4.24b). A partir dessa posição, siga a sequência do alongamento.
- Escaleno anterior direito – Flexione o pescoço lateralmente para a esquerda e então gire a cabeça 45 graus para a direita (Figura 4.24c). A partir dessa posição, siga a sequência do alongamento.
- Escaleno posterior direito – Flexione o pescoço lateralmente para a esquerda e então gire a cabeça 45 graus para a esquerda (Figura 4.24d). A partir dessa posição, siga a sequência do alongamento.

Capítulo 4 ■ Alongamentos para Tronco e Pescoço 81

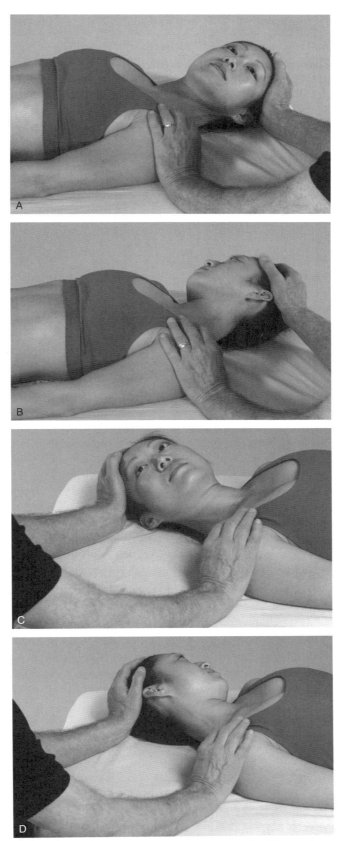

FIGURA 4.24 Isolando os escalenos. (A) Escaleno anterior esquerdo, (B) escaleno posterior esquerdo, (C) escaleno anterior direito, (D) escaleno posterior direito.

ALONGAMENTOS: ESCALENOS

Alongamento dos escalenos, sentado, com o auxílio de um terapeuta

1. O paciente senta-se em uma cadeira ou em um banco. Mantendo as costas e o pescoço alongados, ele dobra a cabeça para o lado o máximo que for confortável sem adicionar rotação. Essa posição inicial estica os escalenos direitos até sua amplitude máxima sem dor.
2. Assuma uma posição estável que permita colocar uma mão no ombro direito e uma mão na cabeça, logo acima da orelha direita (Figura 4.25).
3. Peça para o paciente começar lentamente a tentar dobrar a cabeça para a direita. Você fornece resistência correspondente à medida que ele contrai isometricamente seus escalenos do lado direito por 6 segundos (veja a flecha de força isométrica). O paciente está respirando normalmente durante todo o tempo.
4. Após o impulso isométrico, o paciente relaxa e inspira. Enquanto ele relaxa e expira, você dobra a cabeça mais para a esquerda, aprofundando o alongamento nos escalenos do lado direito.
5. Repita duas ou três vezes.

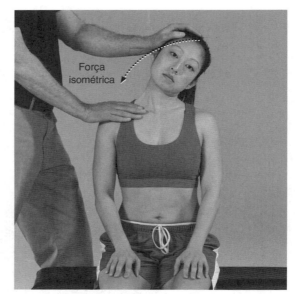

FIGURA 4.25 Alongamento dos escalenos em posição sentada.

Autoalongamento dos escalenos em decúbito dorsal

1. Deite de costas. Empurre o ombro esquerdo para longe da orelha e o ancore colocando seu braço esquerdo embaixo do corpo. Mantendo o nariz apontado na direção do teto (para não girar a cabeça), dobre o pescoço lateralmente para levar a orelha direita o mais perto possível do ombro direito. Você talvez precise levantar um pouco a cabeça ao se mexer, caso ela não deslize no chão. Quando tiver completado esse movimento lateral, deixe sua cabeça descansar de novo no chão. Leve o braço acima da cabeça, com os dedos segurando logo acima da orelha esquerda (Figura 4.26).
2. A partir dessa posição inicial, tente levar sua orelha esquerda na direção do ombro esquerdo. Não tente levantar a cabeça do chão enquanto empurra e mantenha seu nariz apontado para o teto. Após essa contração isométrica de 6 segundos dos escalenos do lado esquerdo, veja se consegue levar sua orelha direita mais perto do ombro direito. Não puxe com a mão; use seus músculos do pescoço. Você pode precisar levantar a cabeça levemente ao se mexer, caso ela não deslize no chão.

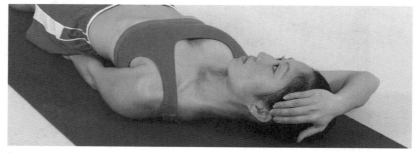

FIGURA 4.26 Autoalongamento dos escalenos. Mantenha sua cabeça no *mat* enquanto empurra.

ALONGAMENTOS: SUBOCCIPITAIS

Alongamento dos músculos suboccipitais, em decúbito dorsal, com o auxílio de um terapeuta

Este alongamento melhora a flexão da cabeça no pescoço e ajuda a liberar a cabeça para se equilibrar com mais liberdade na espinha dorsal.

1. O paciente está deitado em decúbito dorsal em uma maca ou em um *mat* no chão. Sente-se atrás da cabeça dele e coloque as mãos em concha embaixo da cabeça, para que a parte mais gordinha dos dedos (não as pontas) possa apalpar o occipício. Peça para que ele abaixe o queixo na direção da garganta. Ele não deve tentar levantar a cabeça na direção do pescoço, mas, em vez disso, tentar alongar a nuca. Essa posição inicial estica os músculos suboccipitais em toda a sua amplitude (Figura 4.27).
2. Instrua o paciente a começar a inclinar levemente sua cabeça para trás. Quando ele começar, você talvez sinta o occipício deslizar de seu controle. Se isso acontecer, pare e recomece, muito lentamente, para conseguir manter contato com o occipício. Essa contração isométrica pode ser feita com um mínimo de esforço por parte do paciente. Segure por 6 minutos enquanto ele respira normalmente.
3. O paciente relaxa e inspira e, enquanto expira, abaixa novamente o queixo, aprofundando o alongamento nos músculos suboccipitais.
4. Repita uma ou duas vezes.

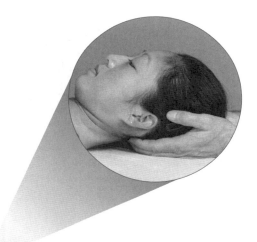

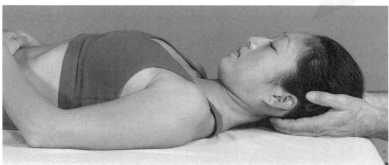

FIGURA 4.27 Posição inicial do alongamento dos músculos suboccipitais. A foto aproximada ilustra o posicionamento dos dedos.

ALONGAMENTOS: SUBOCCIPITAIS

Autoalongamento dos músculos suboccipitais em decúbito dorsal

1. Deite-se de costas e coloque as mãos atrás da cabeça, de modo que seus dedões estejam apoiados na base do crânio. Abaixe o queixo em direção à garganta, tentando não levantar a cabeça do chão (Figura 4.28).
2. A partir dessa posição inicial, tente suavemente inclinar a cabeça para trás, usando os dedões para impedir o movimento. Segure essa contração isométrica dos músculos suboccipitais por 6 segundos. Relaxe e respire; ao expirar, abaixe de novo o queixo, aprofundando o alongamento nos músculos suboccipitais.

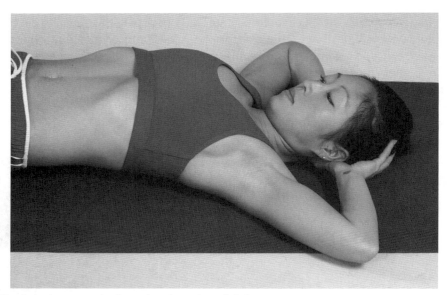

FIGURA 4.28 Autoalongamento dos músculos suboccipitais.

ALONGAMENTOS: LEVANTADOR DA ESCÁPULA

Alongamento do músculo levantador da escápula, sentado

Este alongamento melhora a flexão de cabeça e pescoço e ajuda a normalizar a posição das escápulas nas costas.

1. O paciente senta-se confortavelmente em uma cadeira, banquinho baixo ou banco, mantendo as costas alongadas. Peça para que ele abaixe o queixo em direção ao peito e gire a cabeça para a direita em cerca de 45 graus. Fique atrás dele e coloque uma mão na nuca e a outra no topo da escápula esquerda. Essa posição inicial estica o músculo levantador da escápula em toda a sua amplitude (Figura 4.29).
2. Instrua o paciente a começar lentamente a levantar a cabeça, o pescoço e o ombro esquerdo simultaneamente enquanto você oferece resistência a essa contração isométrica do músculo levantador da escápula por 6 segundos. Assegure-se de que ele não esteja tentando apenas estender a cabeça sobre o pescoço, mas sim levantando cabeça e pescoço juntos (veja a flecha de força isométrica).
3. No fim da força isométrica, o paciente relaxa e respira e, enquanto expira, leva o queixo mais para perto do peito para aprofundar o alongamento do músculo levantador da escápula.
4. Repita de duas a três vezes.

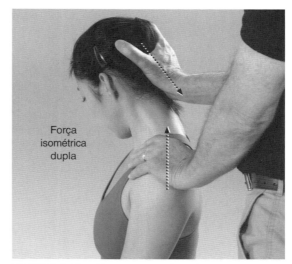

FIGURA 4.29 Alongamento do músculo levantador da escápula.

Autoalongamento do músculo levantador da escápula, sentado

1. Sente-se confortavelmente, mantendo a coluna alongada. Use seus músculos para puxar sua escápula esquerda para baixo e segurá-la ali. Baixe a cabeça em direção ao peito, depois vire o queixo para a direita em cerca de 45 graus. Leve sua mão direita para o topo da cabeça e puxe de leve até sentir um alongamento no músculo levantador da escápula esquerdo. Talvez você precise modificar um pouco a posição da cabeça para encontrar esse ponto de alongamento. Assegure-se de manter a coluna alongada (Figura 4.30).
2. A partir dessa posição inicial, tente levantar devagar sua cabeça e seu pescoço contra sua própria resistência, contraindo em isometria o músculo levantador da escápula esquerdo por 6 segundos. Relaxe e respire e, ao expirar, aumente o alongamento abaixando ainda mais o queixo.
3. Repita duas ou três vezes.

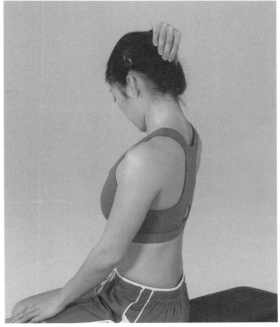

FIGURA 4.30 Autoalongamento do músculo levantador da escápula.

Capítulo 5

Alongamentos para o Membro Inferior

A flexibilidade nos quadris e joelhos é importante para o desempenho bem-sucedido na maior parte dos esportes. Quando um músculo está cronicamente encurtado, ele não é capaz de desenvolver toda a sua potência quando solicitado. Além disso, um músculo cronicamente encurtado limita a amplitude de movimento. Considere a marcha do corredor. Isquiotibiais encurtados e retesados farão o músculo quadríceps femoral trabalhar mais para dar uma passada completa, porque ele estará tracionando contra a resistência interna dos isquiotibiais. Este trabalho extra desgasta ambos os grupos musculares, estabelecendo uma situação que leva a um desempenho impreciso e a lesões.

Os alongamentos deste capítulo ajudarão a desenvolver flexibilidade nos principais músculos dos quadris e membros inferiores, o que contribuirá para melhorar o desempenho desportivo e aumentar o conforto nas atividades diárias.

EXTENSORES DE QUADRIL: ISQUIOTIBIAIS E GLÚTEO MÁXIMO

Anatomia

Isquiotibiais cronicamente encurtados podem contribuir para dor lombar, dor no joelho e discrepância no comprimento dos membros inferiores. Também podem restringir o comprimento da passada durante a caminhada ou a corrida, podem levar o quadríceps femoral a excesso de trabalho e têm uma maior suscetibilidade a lesões, como tendinites. A tendinite dos isquiotibiais é uma inflamação dolorosa no ponto em que os isquiotibiais se inserem no túber isquiático (osso sobre o qual se senta) no aspecto superior da parte posterior da coxa. Comumente resulta do uso excessivo e é uma lesão comum em maratonistas. Os sintomas típicos incluem dor não só no ponto de inserção, mas também mais genericamente sobre os músculos isquiotibiais. A flexão de joelho e a extensão de quadril podem exacerbar a dor. O quadril e o joelho também podem parecer rígidos e doloridos após períodos de inatividade, como nos primeiros movimentos da manhã. Como na maior parte das lesões por uso excessivo, o início dos sintomas ocorre gradualmente, em geral ao longo de meses. Casos crônicos desta condição tendem a apresentar alterações degenerativas no tendão sem inflamação e são classificados como tendinose dos isquiotibiais. As recomendações de tratamento incluem repouso, gelo e alongamento dos músculos isquiotibiais para reduzir a tensão sobre o tendão. Tratamentos adicionais podem incluir a massagem terapêutica, o uso de uma faixa compressiva ou imobilizador ao redor da coxa durante as atividades e exercícios de fortalecimento para os isquiotibiais, quando o paciente estiver sem dor.

O glúteo máximo é um potente extensor do quadril (Figura 5.1, Tabela 5.1). Ele pode estar envolvido na dor lombar, especialmente se estiver excessivamente tenso ou se estiver fraco ou disfuncional como resultado de lesões, uso excessivo ou falta de exercícios. Por exemplo, a sequência de ativação muscular normal para a extensão do quadril é iniciada pelo glúteo máximo, com a assistência do bíceps femoral, e é seguida pela contração dos músculos lombares (para ajudar a estabilizar a parte lombar da coluna vertebral). Se a sequência de contração normal estiver alterada, o eretor da coluna se contrairá primeiro, seguido pelo glúteo máximo e pelos isquiotibiais. Este padrão impõe um estresse excessivo sobre a parte lombar da coluna vertebral, que pode levar à dor nas costas.

Avaliação funcional

Verifique a amplitude de movimento. O ideal é que a flexão de quadril com o joelho estendido seja de 90 graus (Figura 5.2A). Se a amplitude for inferior a 90 graus, faça um alongamento facilitado para os isquiotibiais. Com o joelho flexionado, a flexão de quadril deve aumentar a aproximadamente 120 graus (Figura 5.2B). Se a amplitude de flexão de quadril estiver limitada quando o joelho estiver flexionado, concentre-se no alongamento do glúteo máximo.

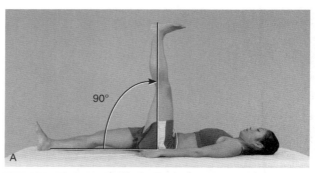

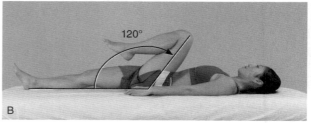

FIGURA 5.1 Músculos extensores de quadril.

FIGURA 5.2 (A) O ideal é que a flexão de quadril com o joelho estendido seja de 90 graus. (B) Com o joelho flexionado, tente alcançar 120 graus de flexão.

TABELA 5.1 Músculos extensores de quadril

Músculo	Origem	Inserção	Ação
Bíceps femoral	Cabeça longa: túber isquiático Cabeça curta: linha áspera do fêmur	Cabeça da fíbula	Cabeça longa: extensão do quadril Ambas as cabeças: flexão do joelho, rotação lateral da perna com o joelho flexionado
Glúteo máximo	Terço medial do aspecto posterior do ilíaco, imediatamente inferior ao aspecto posterior da crista ilíaca, face lateral do sacro, cóccix e ligamento sacrotuberal	Aspecto posterior da banda iliotibial e tuberosidade glútea do fêmur	Estende potentemente o quadril, sobretudo a partir de uma posição flexionada As fibras inferiores auxiliam na rotação lateral do fêmur
Semimembranáceo, semitendíneo	Túber isquiático	Semimembranáceo: aspecto posterior do côndilo medial da tíbia Semitendíneo: aspecto anterior da diáfise proximal da tíbia (pata de ganso)	Extensão de quadril Flexão de joelho Rotação medial da perna com o joelho flexionado

Alongamento dos isquiotibiais em decúbito dorsal com o joelho estendido e o auxílio de um terapeuta

Este é um alongamento geral para os isquiotibiais, eficaz em melhorar a flexão de quadril. A compensação mais comum que ocorre durante o alongamento dos isquiotibiais é a elevação do quadril da superfície. Esta geralmente é uma tentativa inconsciente de recrutar o mais potente glúteo máximo para compensar isquiotibiais fracos. Ao certificar-se de que ambos os quadris estão apoiados sobre a superfície, você garante que os isquiotibiais sejam isolados.

1. O paciente está em decúbito dorsal sobre uma maca de tratamento ou um *mat* no chão. Ele eleva o membro inferior direito o mais alto possível, mantendo o joelho estendido. Normalmente, o paciente flexiona o joelho enquanto eleva o membro inferior, porque isso possibilita maior flexão de quadril, mas lhe dá uma falsa ideia de sua real flexão. O trabalho do terapeuta é lembrar o paciente de manter o joelho estendido enquanto ele eleva o membro inferior. Isso coloca o isquiotibial direito em sua máxima amplitude livre de dor.

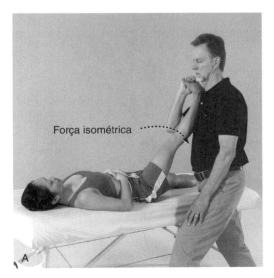
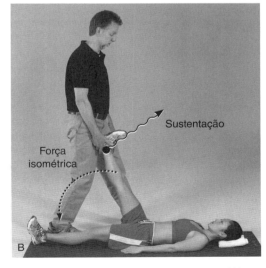

FIGURA 5.3 Alongamento dos músculos isquiotibiais do membro inferior direito sobre uma maca (A) e sobre um *mat* (B).

2. Assuma uma posição estável que lhe possibilite oferecer confortavelmente resistência à contração isométrica dos isquiotibiais (ver a seta sustentação na Figura 5.3). O paciente deve manter os quadris apoiados sobre a superfície durante toda a sequência. Antes de realizar este alongamento, pode ser necessário trabalhar com o paciente para melhorar sua consciência corporal até que ele seja capaz de estabilizar os quadris corretamente. O paciente pode flexionar o joelho esquerdo e apoiar o pé na superfície, em vez de deixar a perna esquerda estendida, se esta for uma posição mais confortável.
3. Oriente o paciente a lentamente tentar empurrar o membro inferior em direção à superfície sem flexionar o joelho, contraindo isometricamente os isquiotibiais por 6 segundos. ("Deixe seu joelho travado e empurre contra mim como se estivesse tentando colocar seu calcanhar na maca.") Ver a seta força isométrica na Figura 5.3.
4. Depois da força isométrica, o paciente relaxa e inspira profundamente. Durante este instante, mantém o membro inferior na posição inicial.
5. Ao expirar, o paciente contrai os flexores de quadril (quadríceps e psoas) para elevar mais o membro inferior, mantendo o joelho estendido. Isto aprofunda o alongamento dos isquiotibiais. Conforme o paciente eleva mais o membro inferior, lembre-o de manter o joelho estendido.
6. Agora mova-se para a nova posição para oferecer resistência mais uma vez.
7. Repita duas ou três vezes.

Alongamento dos isquiotibiais em decúbito dorsal com o joelho flexionado e o auxílio de um terapeuta

Este é um alongamento melhor para indivíduos com isquiotibiais muito encurtados. Quando a flexibilidade destes pacientes melhorar, você pode usar o alongamento com a perna estendida. Uma vez que a posição com o joelho flexionado foca o esforço isométrico nos isquiotibiais distais, pode ser usada como um adjunto ao trabalho de tecidos moles nesta área.

1. O paciente fica em decúbito dorsal sobre uma maca de tratamento ou um *mat* no chão e levanta a coxa para flexionar o quadril a 90 graus, com o joelho flexionado.
2. Estabilize a coxa nesta posição vertical, enquanto o paciente estende a perna o máximo possível, sem dor. Isto coloca os isquiotibiais em sua máxima amplitude livre de dor (Figura 5.4, A e E).
3. Assuma uma posição estável que lhe possibilite oferecer resistência à contração isométrica dos isquiotibiais, ao mesmo tempo que se certifica de que o paciente mantenha os quadris sobre a

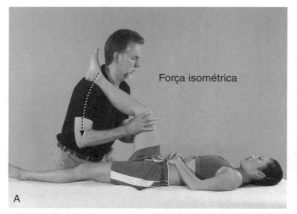
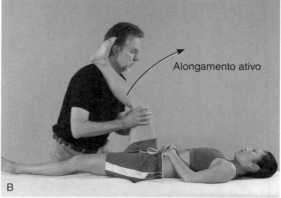

FIGURA 5.4 Alongamento dos isquiotibiais com o joelho flexionado (Parte I). (A) Sobre uma maca de tratamento. (E) Sobre um *mat* de ioga. (B e F) O paciente aprofunda ativamente o alongamento sem assistência do terapeuta. Alongamento dos isquiotibiais com o joelho flexionado (Parte II). (C) Em uma maca de tratamento. (G) Sobre um *mat* de ioga. (D e H) O paciente aprofunda ativamente o alongamento dos isquiotibiais com o joelho flexionado, sem o auxílio do terapeuta.

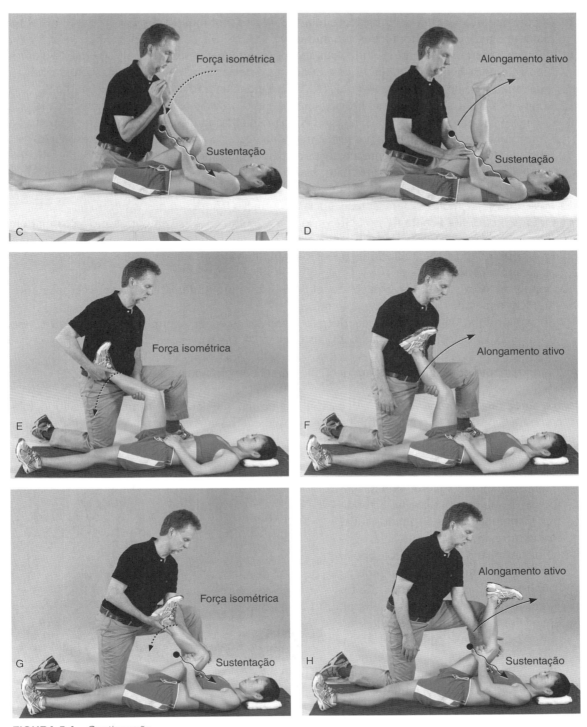

FIGURA 5.4 *Continuação*

superfície durante toda a sequência. Antes de realizar este alongamento, pode ser necessário trabalhar com o paciente para melhorar sua consciência corporal até que ele seja capaz de estabilizar os quadris corretamente.

4. Oriente o paciente a começar lentamente a tentar flexionar o joelho como se empurrasse o calcanhar em direção à nádega, contraindo isometricamente os isquiotibiais por 6 segundos. ("Mantenha a coxa onde está e tente flexionar o joelho empurrando o calcanhar em direção à nádega.") Ver a seta força isométrica na Figura 5.4, A e E.

5. Depois da força isométrica, o paciente relaxa e inspira profundamente. Durante este instante, mantém o membro inferior na posição inicial.
6. Enquanto expira, o paciente contrai o quadríceps femoral para estender mais a perna. Isso aprofunda o alongamento dos isquiotibiais. Enquanto o paciente estende a perna, sustenta delicadamente a coxa na posição de 90 graus (ver a seta alongamento ativo na Figura 5.4, B e F).
7. Repita esta posição de alongamento novamente e então, se desejar, aumente a dificuldade.
8. Oriente o paciente a colocar suas mãos atrás do joelho flexionado e puxar sua coxa tão perto do tórax quanto confortavelmente possível e mantê-la nesta posição durante todo o exercício.
9. Em seguida, direcione o paciente a estender a perna o mais longe possível, sem dor e sem deixar que sua coxa se afaste do tórax. Isto, mais uma vez, coloca os isquiotibiais em sua máxima amplitude livre de dor (Figura 5.4, C e G).
10. Posicione-se de modo a oferecer resistência à contração isométrica dos isquiotibiais.
11. Oriente o paciente a lentamente tentar flexionar o joelho como se empurrasse o calcanhar em direção à nádega, contraindo isometricamente os isquiotibiais por 6 segundos. ("Mantenha a coxa perto do tórax e tente flexionar o joelho empurrando o calcanhar em direção à nádega.") Ver as setas em cada foto.
12. Depois da força isométrica, o paciente relaxa e inspira profundamente. Durante este instante, mantém o membro inferior na posição inicial.
13. Ao expirar, o paciente contrai o quadríceps femoral até estender a perna o máximo possível. Isso aprofunda o alongamento dos isquiotibiais (Figura 5.4, D e H).

Autoalongamento dos isquiotibiais em decúbito dorsal com uma faixa de alongamento

Para o autoalongamento, a sequência de passos é a mesma que para o alongamento assistido, mas o terapeuta é substituído por uma toalha, uma faixa de alongamento ou um objeto vertical, como um batente de porta.

1. Deite-se em decúbito dorsal e eleve o membro inferior esquerdo o mais alto possível, mantendo o joelho estendido. Mantenha ambos os quadris sobre o *mat* durante toda a sequência. Você pode flexionar o joelho direito e apoiar o pé no *mat*, em vez de deixar a perna direita estendida, se esta posição for mais confortável. Use uma toalha ou uma faixa de alongamento enrolada ao redor do arco do pé, perto do calcanhar, para fornecer resistência à contração dos isquiotibiais (Figura 5.5). A faixa simplesmente substitui o terapeuta.

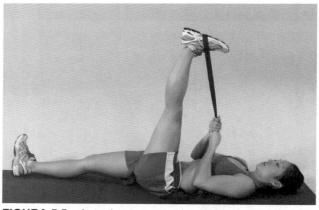

FIGURA 5.5 Autoalongamento dos isquiotibiais com uma faixa de alongamento.

2. Comece lentamente a tentar empurrar o calcanhar esquerdo em direção ao chão, contraindo isometricamente os isquiotibiais por 6 segundos. Depois da força isométrica, relaxe e inspire profundamente. Durante este instante, mantenha o membro inferior na posição inicial.
3. Ao expirar, contraia os flexores de quadril (quadríceps femoral e psoas) para elevar mais o membro inferior, mantendo o joelho esquerdo estendido. Isso aprofunda o alongamento dos isquiotibiais. Não puxe a faixa para aprofundar o alongamento.
4. Repita duas ou três vezes.

Autoalongamento dos isquiotibiais em pé

1. Fique em pé com a perna e o pé direitos estendidos confortavelmente à sua frente, apoiando apenas o calcanhar no chão (os artelhos estão apontando para cima). Incline-se para a frente sobre seus quadris (sem curvar-se) até sentir um alongamento nos isquiotibiais direitos (Figura 5.6A).
2. A partir desta posição inicial, o chão fornece resistência à medida que você tenta trazer o calcanhar direito de volta para você, contraindo isometricamente seus isquiotibiais por 6 segundos. Depois da força isométrica, relaxe e inspire profundamente. Durante este instante, mantenha o membro inferior na posição inicial.
3. Ao expirar, incline-se para a frente até que você sinta novamente um alongamento nos isquiotibiais direitos (Figura 5.6B).
4. Repita duas ou três vezes.

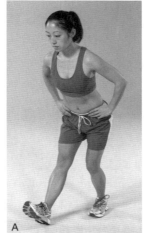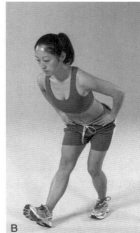

FIGURA 5.6 Autoalongamento dos músculos isquiotibiais em pé. (A) Posição inicial. (B) Aprofundamento do alongamento.

Alongamento do glúteo máximo em decúbito dorsal com o auxílio de um terapeuta

O glúteo máximo é um potente motor do quadril, que muitas vezes é sobrecarregado como parte de um padrão de cocontração com o iliopsoas. Este alongamento é útil para normalizar o tônus do glúteo máximo.

1. O paciente está em decúbito dorsal sobre uma maca de tratamento ou um *mat* no chão. Ele eleva o membro inferior direito, com o joelho flexionado o mais perto possível do tórax. Ambos os quadris ficam apoiados sobre a superfície para garantir que o paciente esteja alongando o músculo, e não apenas rodando a pelve. Como terapeuta, ajude o paciente a mover passivamente a coxa para mais perto do tórax até que ele sinta um alongamento no glúteo máximo ou até chegar ao fim da sua amplitude de movimento confortável. Alguns pacientes experimentarão uma fisgada dolorosa na frente do quadril quando a perna é trazida em direção ao tórax. Em geral, consegue-se eliminar isto envolvendo as mãos em torno da coxa perto do joelho flexionado e tracionando a coxa em direção ao teto antes de flexioná-la em direção ao tórax.
2. Assuma uma posição estável para oferecer resistência à contração isométrica do glúteo máximo. Para evitar estressar a articulação do joelho, coloque a mão direita atrás da articulação, entre a coxa e a perna (Figura 5.7).
3. Oriente o paciente a começar lentamente a empurrar contra a sua mão para tentar mover o membro inferior em direção à maca. ("Empurre contra mim como se estivesse tentando colocar sua coxa de volta sobre a maca.") O paciente mantém esta contração isométrica do glúteo máximo por 6 segundos.
4. Depois da força isométrica, o paciente relaxa e inspira profundamente. Durante este instante, mantém o membro inferior na posição inicial.
5. Enquanto o paciente expira, aproxime passivamente a coxa do tórax para aprofundar o alongamento do glúteo máximo.
6. Repita duas ou três vezes.

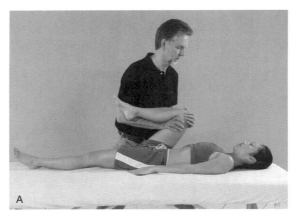 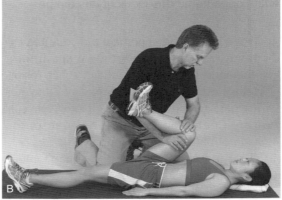

FIGURA 5.7 Alongamento do glúteo máximo sobre uma maca (A) e sobre um *mat* (B).

Autoalongamento do glúteo máximo em decúbito dorsal

1. Deite-se em decúbito dorsal e puxe o joelho esquerdo contra o tórax, até que esteja confortável, mantendo ambos os quadris sobre o *mat*. Você pode precisar colocar as mãos atrás do joelho e puxar a coxa em sua direção antes de sentir o alongamento no glúteo máximo (Figura 5.8).
2. A partir desta posição inicial, empurre contra as mãos como se estivesse tentando colocar sua coxa de volta sobre o *mat*. Mantenha esta contração isométrica do glúteo máximo por 6 segundos. Depois da força isométrica, relaxe e inspire profundamente. Durante este período, mantenha o membro inferior na posição inicial.
3. Ao expirar, puxe a coxa para mais perto do tórax, aprofundando o alongamento no glúteo máximo.
4. Repita duas ou três vezes.

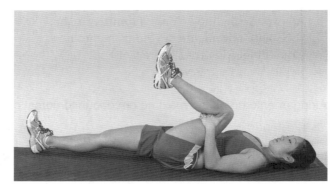

FIGURA 5.8 Autoalongamento de glúteo máximo.

FLEXOR DE QUADRIL: PSOAS

Anatomia

O psoas é o principal flexor de quadril (Figura 5.9, Tabela 5.2). Em razão de sua inserção ao longo da parte lombar da coluna vertebral, afeta o ângulo da curvatura lombar. Um psoas muito encurtado pode causar um aumento na curvatura, o que leva a inclinação para trás e dor lombar. No entanto, às vezes, um psoas encurtado achata a curvatura lombar, o que também pode levar à dor lombar. Para uma discussão mais detalhada desta aparente contradição, ver o artigo de Tom Myers "*Poise: Psoas-Piriform Balance*" (1998).

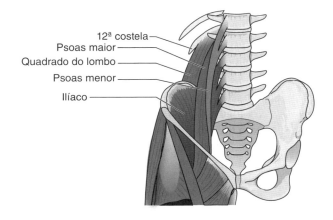

FIGURA 5.9 Músculos flexores de quadril.

Avaliação funcional

Verifique a amplitude de movimento do quadril, bem como o encurtamento no psoas e no quadríceps femoral.

- **Amplitude de movimento do quadril.** A amplitude normal de flexão (120 graus) possibilita que o paciente puxe o joelho flexionado contra o tórax (Figura 5.10A). A amplitude normal do movimento de extensão é de aproximadamente 30 graus (Figura 5.10B)
- **Teste de Thomas modificado.** Para verificar se há encurtamento no psoas ou no quadríceps femoral (ou ambos), coloque o paciente em decúbito dorsal com as pernas pendendo para fora da borda da maca; o paciente então eleva o membro inferior direito com o joelho contra o tórax. Verifique se a perna esquerda do paciente se estende. Isto indica um encurtamento no quadríceps femoral (especialmente o reto femoral) e no tensor da fáscia lata do lado esquerdo (Figura 5.11A). Se a coxa esquerda do paciente se levanta da maca (Figura 5.11B), isso indica um encurtamento do iliopsoas à esquerda. Repita no membro contralateral. É comum que tanto o quadríceps femoral quanto o iliopsoas estejam excessivamente tensos na mesma perna. Se o quadríceps femoral estiver muito encurtado, faça um alongamento facilitado para o quadríceps femoral. Se o iliopsoas estiver muito encurtado, faça um alongamento facilitado para o iliopsoas.

TABELA 5.2 Músculos flexores de quadril

Músculo	Origem	Inserção	Ação
Iliopsoas	Psoas: aspecto anterior das vértebras lombares Ilíaco: superfície interna do ílio	Trocânter menor do fêmur	Flexão e rotação lateral de fêmur Especialistas discordam sobre se ele age como abdutor ou adutor de quadril

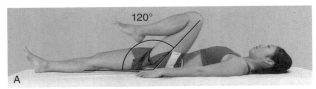
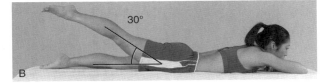

FIGURA 5.10 Amplitude normal de flexão de quadril (A) e extensão de quadril (B).

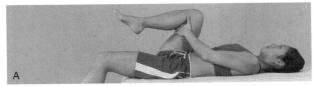
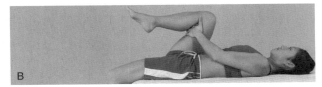

FIGURA 5.11 Teste de Thomas modificado para encurtamento do quadríceps femoral e do psoas. (A) O paciente flexiona o quadril e o joelho direitos, puxando o joelho em direção ao tórax. A perna esquerda se estende, indicando um quadríceps femoral encurtado e possivelmente um tensor da fáscia lata encurtado à esquerda. (B) A coxa esquerda eleva-se da maca, indicando um psoas encurtado à esquerda.

Alongamento do psoas em decúbito ventral com o auxílio de um terapeuta

Este alongamento melhora a extensão de quadril. O paciente deve manter seus quadris apoiados sobre a maca ou *mat* durante todo este alongamento. Haverá uma forte tendência a levantar o quadril quando o paciente levanta a perna, como uma maneira de alcançar maior amplitude de movimento. Antes de realizar este alongamento, pode ser necessário trabalhar com o paciente para melhorar sua consciência corporal até que ele seja capaz de estabilizar os quadris corretamente.

1. O paciente está em decúbito ventral sobre uma maca de tratamento ou um *mat* no chão. Se ele tiver algum desconforto na região lombar nesta posição, coloque um travesseiro sob seus quadris para tirar um pouco do estresse da parte inferior das costas. Você também pode ensinar o paciente a contrair seus músculos abdominais (inclinação pélvica) para estabilizar e retificar sua coluna lombar. A posição de inclinação pélvica geralmente elimina o desconforto na região lombar.
2. O paciente usa os extensores de quadril (glúteos e isquiotibiais) para elevar ao máximo o membro inferior da superfície, com o joelho flexionado. Isso coloca o psoas em sua amplitude máxima. Lembre-se que a amplitude normal de extensão de quadril é de apenas 30 graus. Se o paciente não estiver levantando seu quadril da superfície, mas parecer ter mais de 30 graus de extensão de quadril, procure por hipermobilidade na região lombar.
3. Assuma uma posição estável que lhe possibilite apoiar o membro inferior logo acima do joelho para fornecer resistência à contração isométrica do psoas (Figura 5.12A). Você pode preferir segurar o membro inferior do paciente pelo tornozelo (Figura 5.12B).
4. Oriente o paciente a lentamente puxar sua coxa em direção à superfície, contraindo isometricamente o psoas por 6 segundos. O paciente não tenta estender sua perna. À medida que o paciente contrai o psoas, ele deve relaxar seus músculos glúteos, mas frequentemente esses músculos estão em cocontração com o psoas. Este é um padrão ineficiente, que deve ser desencorajado. Você pode ajudar o paciente a eliminar este padrão, fazendo-o deixar o peso da sua perna cair em sua mão antes da contração isométrica do psoas. Depois de algumas vezes, o paciente deve ser capaz de fazer isso automaticamente.
5. Depois da força isométrica, o paciente relaxa e inspira profundamente. Durante este instante, ele mantém o membro inferior na posição inicial.
6. Ao expirar, o paciente contrai os extensores de quadril para elevar ainda mais sua coxa, aprofundando o alongamento do psoas. Certifique-se de que o paciente mantém os quadris sobre a superfície.
7. Repita duas ou três vezes.

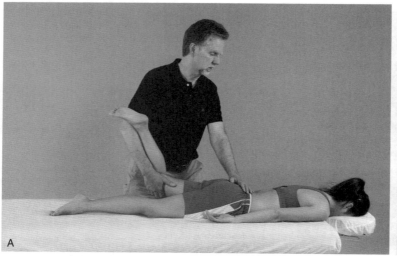
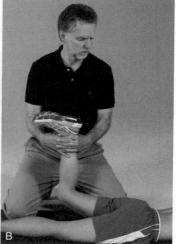

FIGURA 5.12 Alongamento do psoas em decúbito ventral. (A) Apoiando a coxa do paciente. (B) Segurando o tornozelo do paciente.

Autoalongamento do psoas em pé ou ajoelhado

Um alongamento em pé amplamente utilizado pode ser facilmente modificado para se tornar um alongamento facilitado para o psoas.

1. Fique em pé com o membro inferior direito à frente e o membro inferior esquerdo atrás, mantendo o tronco ereto e a parte lombar da coluna vertebral retificada.
2. Mantendo o pé esquerdo no chão, avance com o quadril esquerdo para alongar o psoas esquerdo. Permita que seu joelho direito flexione enquanto você empurra para a frente. Você deve sentir o alongamento na frente da coxa esquerda (Figura 5.13A).
3. Contraia isometricamente o psoas esquerdo tentando puxar a perna esquerda para a frente, mantendo o pé fixo no chão. Para evitar um padrão desnecessário de cocontração, certifique-se de que os músculos glúteos estão relaxados. Mantenha a contração isométrica por 6 segundos e depois relaxe.
4. Agora você pode alongar o psoas empurrando o quadril esquerdo para a frente novamente, certificando-se de manter uma postura ereta com a região lombar retificada.
5. Se os músculos da panturrilha estiverem muito encurtados, você pode sentir estes músculos e não o psoas nesta posição de alongamento em pé. Neste caso, você pode realizar o alongamento para o psoas de uma posição ajoelhada (Figura 5.13B).

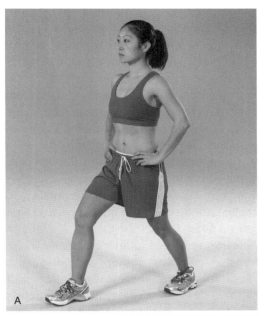

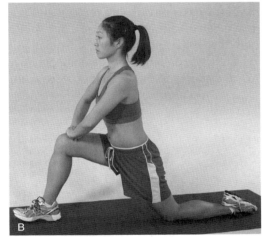

FIGURA 5.13 Autoalongamento do psoas. (A) Em pé. (B) Ajoelhado. Mantenha sua lombar reta e concentre-se em sentir o alongamento da porção anterior da coxa esquerda.

ROTADOR LATERAL DE QUADRIL: PIRIFORME

Anatomia

O piriforme é um dos seis rotadores laterais profundos do quadril (Figura 5.14, Tabela 5.3), e todos se inserem em alguma porção do trocânter maior. Quando estes músculos estão excessivamente tensos, eles contribuem para uma marcha com os artelhos para fora, comumente vista em dançarinos, e restringem a rotação medial de quadril. Alongar o piriforme também alonga os outros rotadores laterais. Embora o piriforme seja considerado um rotador lateral de quadril, pode ser mais importante como um músculo postural, atuando para estabilizar a coluna vertebral (por causa de sua inserção no sacro) e para manter o equilíbrio pélvico em conjunto com o psoas (Myers, 1998).

O encurtamento nos rotadores laterais, incluindo o piriforme, é uma causa comum de dor isquiática. O nervo isquiático sai da incisura isquiática do ílio e passa através destes músculos em seu caminho para a face posterior da coxa (ver Figura 5.14). Quando os músculos estão excessivamente tensos, eles podem comprimir o nervo, causando irritação e dor. Você pode conseguir diferenciar este tipo de dor isquiática, chamada de síndrome do piriforme, da dor isquiática verdadeira, determinando onde a dor começa. Se a dor lancinante ou em queimação se origina na parte lombar da coluna vertebral e passa pela nádega descendo para a perna, a causa é a síndrome do piriforme, que responde bem à massagem e ao alongamento. A diferença de comprimento de membro também pode contribuir para a síndrome do piriforme.

Condições como o pé de Morton ou a pronação excessiva podem resultar em excesso de rotação medial e adução da coxa durante a corrida e a caminhada, sobrecarregando o piriforme ao tentar neutralizar a rotação medial. Isso pode tornar o músculo "bloqueado em posição alongada", em uma contração excêntrica crônica.

Avaliação funcional

Em decorrência de sua importância como um músculo postural, sempre considere o piriforme ao investigar as causas de uma dor lombar. Com o paciente em pé relaxado, descalço, verifique se as cristas ilíacas, espinhas ilíacas anterossuperiores (EIAS) e espinhas ilíacas posterossuperiores (EIPS) estão niveladas. Observe também se uma EIPS está anteriorizada em relação à outra. O desequilíbrio nestas áreas é comum em caso de síndrome do piriforme. Com o paciente em decúbito dorsal, compare a rotação lateral dos quadris. A rotação lateral excessiva (45 graus ou mais) indica um encurtamento do piriforme ipsilateral (Figura 5.15).

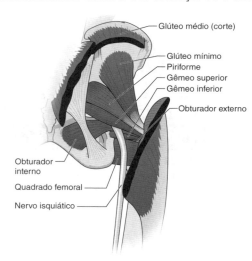

FIGURA 5.14 Músculos rotadores laterais do quadril e trajeto do nervo isquiático através dos rotadores laterais.

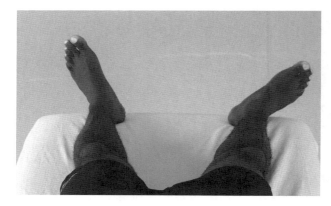

FIGURA 5.15 Rotação lateral dos membros inferiores. Uma amplitude maior que 45 graus indica um encurtamento do piriforme ipsilateral.

TABELA 5.3 Músculos rotadores laterais de quadril

Músculo	Origem	Inserção	Ação
Piriforme	Face anterior do sacro	Aspecto superior do trocânter maior	Rotação lateral do fêmur Auxilia na abdução do fêmur, especialmente quando o quadril está flexionado Pode atuar como rotador medial quando o quadril está hiperflexionado Ajuda a estabilizar a articulação do quadril

Alongamento do piriforme em decúbito dorsal com o auxílio de um terapeuta

Este alongamento melhora a rotação medial do fêmur. Pode ser necessário testar diversas posições iniciais para este alongamento, porque cada paciente vai sentir o músculo alongar em uma posição diferente.

1. O paciente está em decúbito dorsal sobre uma maca de tratamento ou um *mat* no chão. Ele flexiona seu quadril e joelho esquerdos a 90 graus e em direção ao ombro direito; o membro inferior direito repousa sobre a superfície. Certifique-se de que o paciente mantém seu sacro apoiado sobre a superfície para fixar a origem do piriforme. O paciente então roda lateralmente a coxa esquerda, aproximando o pé esquerdo do ombro direito, mantendo a flexão de quadril.
2. Assuma uma posição estável que lhe possibilite colocar uma mão sobre o aspecto lateral do joelho do paciente e a outra na lateral do tornozelo para ajudá-lo a encontrar a posição da perna que começa a alongar o piriforme (Figura 5.16). Certifique-se de que o paciente mantém o sacro apoiado.
3. A partir desta posição inicial, direcione o paciente a lentamente tentar empurrar a perna em direção a você diagonalmente (com igual pressão no joelho e no tornozelo), contraindo isometricamente o piriforme por 6 segundos.
4. Depois da força isométrica, o paciente relaxa e inspira profundamente. Enquanto relaxa, mantém o membro inferior na posição inicial.
5. Ao expirar, ele contrai os flexores e adutores de quadril para aprofundar o alongamento do piriforme. O terapeuta pode ajudar empurrando delicadamente para ajudar na flexão e adução do quadril, em seguida adicionando mais rotação lateral para aprofundar o alongamento.
6. Repita duas ou três vezes.

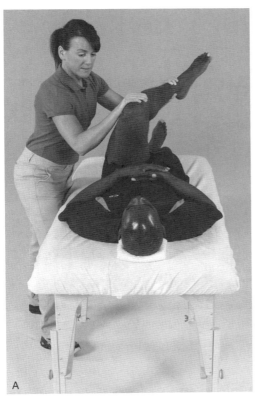 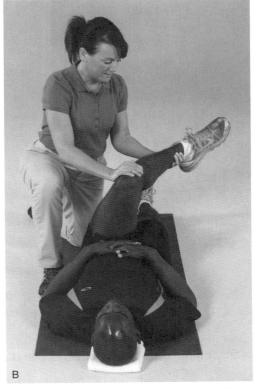

FIGURA 5.16 Alongamento do piriforme em decúbito dorsal sobre uma maca (A) e sobre um *mat* (B).

Alongamento do piriforme em decúbito ventral com o auxílio de um terapeuta

Esta é uma posição alternativa para aumentar o comprimento do piriforme. Alguns pacientes relatam sentir um maior alongamento nesta posição; outros preferem o alongamento em decúbito dorsal.

1. O paciente deita-se em decúbito ventral sobre uma maca de tratamento ou um *mat* no chão. Flexiona o joelho esquerdo em aproximadamente 90 graus e roda medialmente a coxa (afasta a perna da linha média, em direção ao chão), certificando-se de manter ambos os quadris apoiados. Isto coloca o piriforme direito em sua amplitude máxima.
2. Assuma uma posição estável no lado esquerdo do paciente que possibilite a você colocar a mão direita no pé ou no aspecto medial do tornozelo do paciente; sua mão esquerda apoia levemente sobre o sacro (Figura 5.17).
3. Oriente o paciente a lentamente empurrar contra a mão direita, tentando mover a perna cruzando a linha mediana (ver a seta "força isométrica"). O paciente mantém esta contração isométrica do piriforme por 6 segundos. Certifique-se de que não há dor na região medial do joelho durante a fase isométrica. Se o paciente experimentar dor na região medial do joelho, ajuste sua pegada movendo sua mão esquerda de modo a apoiar o aspecto medial do joelho. Se isso não eliminar a dor, use um alongamento diferente para o piriforme.
4. Depois da força isométrica, o paciente relaxa e inspira profundamente. Enquanto relaxa, mantém o membro inferior na posição inicial.
5. Enquanto expira, o paciente mais uma vez rola a perna em direção ao chão, aprofundando o alongamento do piriforme.
6. Repita duas ou três vezes.

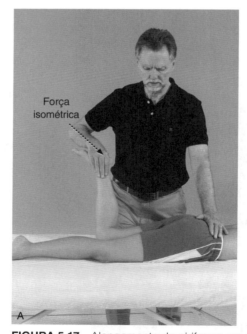
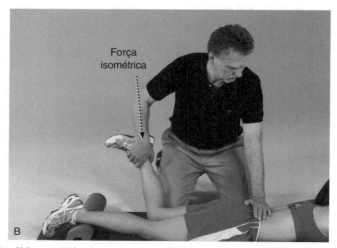

FIGURA 5.17 Alongamento do piriforme em decúbito ventral sobre uma maca (A) e sobre um *mat* (B).

Autoalongamento do piriforme em decúbito dorsal

1. Deite-se em decúbito dorsal; deixe a perna esquerda apoiada sobre o *mat* enquanto flexiona o joelho direito em cerca de 90 graus e move o joelho em direção ao ombro esquerdo (Figura 5.18A). Você precisa sentir um leve alongamento na nádega direita, então você pode precisar modificar a posição da perna até encontrar o "ponto ideal". Tente adicionar uma pequena rotação de quadril, puxando o tornozelo para mais perto de você. Mantenha os ossos do quadril sobre o *mat*.

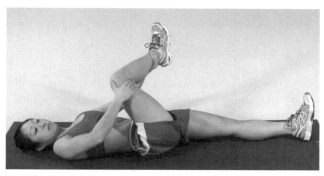 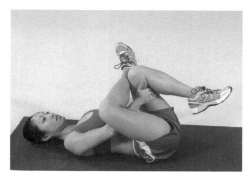

FIGURA 5.18 Autoalongamento do piriforme. (A) Posição inicial. B) Posição inicial alternativa.

Muitas pessoas sentem dor quando tentam fazer isso porque estão alongando demais. Alongue apenas até uma amplitude "confortável", que não produza desconforto.

2. A partir desta posição inicial, segure o membro inferior direito no joelho e no tornozelo e empurre-o para longe da diagonal, sentindo os músculos profundos da nádega trabalharem. Esta é uma contração isométrica; portanto, não deixe que o membro inferior efetivamente se mova da posição inicial. Respire normalmente, mantenha a posição por 6 segundos e então relaxe.
3. Alongue movendo seu joelho e perna direitos mais perto do ombro esquerdo, usando os músculos da perna tanto quanto possível para fazê-lo e puxando com os braços apenas no extremo da amplitude. Adicione um pouco mais de rotação, puxando o tornozelo para mais perto de você. Lembre-se de ficar em uma zona confortável.
4. Como uma posição inicial alternativa, você também pode cruzar o tornozelo direito sobre o joelho esquerdo e, em seguida, mover o joelho esquerdo em direção ao ombro esquerdo, assegurando-se de manter os ossos do quadril em contato com o *mat* para começar a alongar o piriforme direito. Segure a perna esquerda atrás do joelho com ambas as mãos (Figura 5.18B).
5. Afaste de você o membro inferior direito, usando o joelho esquerdo para resistir ao movimento. Lembre-se que esta é uma contração isométrica, então o membro inferior direito não se move. Mantenha a posição por 6 segundos e então relaxe.
6. Alongue-se aproximando de você o joelho e a perna direitos, usando seus músculos da perna tanto quanto possível para fazê-lo, e puxando com a perna esquerda e braços apenas no extremo da amplitude. Lembre-se de ficar em uma zona de conforto.

Autoalongamento do piriforme na posição sentada

1. Sente-se na borda de um banco e cruze o tornozelo esquerdo sobre o joelho direito. Mantendo a coluna alongada, flexione os quadris (sem curvar-se) até sentir um alongamento na nádega esquerda (Figura 5.19). Muitas pessoas sentem dor quando tentam fazer isso porque estão alongando demais. Alongue apenas até uma amplitude "confortável", que não produza desconforto.
2. A partir desta posição inicial, empurre o tornozelo esquerdo em direção à coxa direita, contraindo isometricamente o piriforme, por 6 segundos. Também pode ser eficaz empurrar contra a parte interna do joelho esquerdo com a mão esquerda. Depois da força isométrica, relaxe e inspire profundamente.
3. Enquanto expira, sente-se ereto e flexione o tronco para a frente para aumentar o alongamento do piriforme. Repita duas ou três vezes.

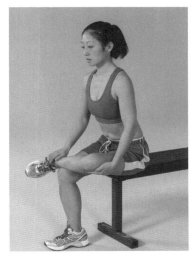

FIGURA 5.19 Autoalongamento do piriforme na posição sentada.

ROTADORES MEDIAIS DE QUADRIL

Anatomia

Os rotadores mediais de quadril incluem o glúteo médio, o glúteo mínimo e o tensor da fáscia lata, possivelmente auxiliados pelos adutores curto e longo e a porção superior do adutor magno (Figura 5.20, Tabela 5.4).

Avaliação funcional

Realize uma avaliação visual com o paciente em decúbito ventral com um joelho flexionado a 90 graus. Oriente o paciente a rodar a coxa tanto quanto possível em ambas as direções. A amplitude normal de rotação lateral e medial é de 45 graus. Rotadores mediais encurtados limitarão a rotação lateral do quadril (Figura 5.21). Compare ambos os lados.

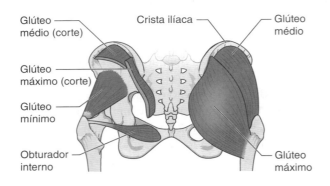

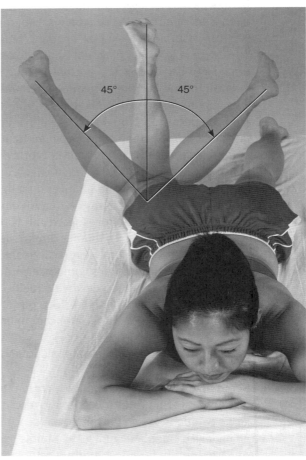

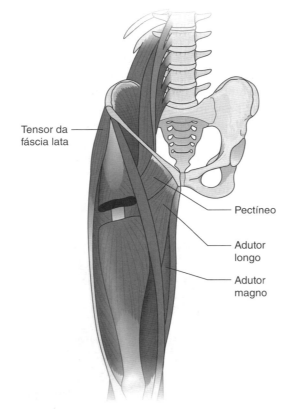

FIGURA 5.20 Músculos rotadores mediais de quadril.

FIGURA 5.21 A amplitude normal de rotação lateral e medial é de 45 graus.

TABELA 5.4 Músculos rotadores mediais de quadril

Músculo	Origem	Inserção	Ação
Adutor curto e adutor longo	Aspecto anterior do púbis	Linha áspera do aspecto posterior do fêmur	Adução de quadril Auxilia na flexão de quadril Pode auxiliar na rotação medial ou lateral de quadril
Adutor magno	Ramo do púbis, túber isquiático	Verticalmente ao longo da linha áspera do aspecto posterior do fêmur e no tubérculo do adutor do aspecto medial do fêmur	Adução de quadril As fibras anteriores (origem no ramo do púbis) auxiliam na flexão de quadril e podem auxiliar na rotação medial
Glúteo médio	Imediatamente abaixo da crista ilíaca, entre as linhas glúteas anterior e posterior Seu terço posterior é recoberto pelo glúteo máximo	Aspecto posterossuperior do trocânter maior	Principal abdutor do quadril As fibras anteriores auxiliam na rotação medial e na flexão de quadril
Glúteo mínimo	Profundamente ao glúteo médio, inserindo-se na superfície lateral do ílio, entre a espinha ilíaca anterossuperior e a incisura isquiática maior	Aspecto anterossuperior do trocânter maior	Abdução de quadril As fibras anteriores auxiliam na rotação medial e na flexão de quadril
Tensor da fáscia lata (TFL)	Crista ilíaca, imediatamente posterior à espinha ilíaca anterossuperior	Banda iliotibial, que depois se insere no côndilo lateral da tíbia (tuberosidade lateral da tíbia)	Abdução de quadril Auxilia na rotação medial e na flexão de quadril

Alongamento de rotadores mediais de quadril em decúbito ventral com o auxílio de um terapeuta

Este alongamento melhora a amplitude de movimento em rotação lateral de quadril.

1. O paciente está em decúbito ventral sobre uma maca de tratamento ou um *mat* no chão. Ele flexiona o joelho esquerdo em aproximadamente 90 graus e roda lateralmente sua coxa (movendo a perna e o pé em direção à parte posterior do joelho direito), assegurando-se de manter ambos os quadris apoiados na superfície. Isto coloca os rotadores mediais em sua amplitude máxima.
2. Assuma uma posição estável no lado esquerdo do paciente que possibilite que você coloque sua mão direita no pé ou aspecto medial do tornozelo do paciente; a mão esquerda do terapeuta apoia levemente sobre o sacro. Oriente o paciente a lentamente empurrar contra a sua mão direita, tentando mover a perna em direção a você, afastando-se da linha média dele (ver a seta força isométrica na Figura 5.22). O paciente mantém esta contração isométrica dos rotadores mediais por 6 segundos.
3. Depois da força isométrica, o paciente relaxa e inspira profundamente. Enquanto relaxa, mantém o membro inferior na posição inicial.
4. Ao expirar, o paciente mais uma vez move a perna e o pé em direção à parte posterior do joelho direito, aprofundando o alongamento dos rotadores mediais.
5. Repita duas ou três vezes.

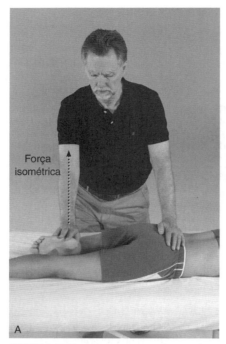
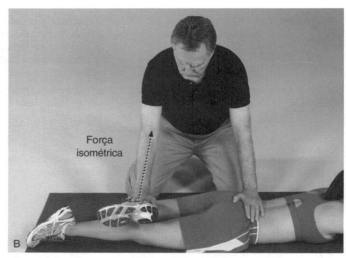

FIGURA 5.22 Alongamento de rotadores mediais em decúbito ventral sobre uma maca (A) e sobre um *mat* (B).

Autoalongamento de rotadores mediais de quadril em decúbito ventral

1. Deite-se em decúbito ventral sobre um *mat* e flexione o joelho direito a aproximadamente 90 graus. Enrole a alça de uma faixa de alongamento em torno do tornozelo direito e, em seguida, solte a perna direita em direção à parte posterior do joelho esquerdo, assegurando-se de manter ambos os quadris apoiados sobre o *mat*. Isto coloca os rotadores mediais em sua amplitude máxima.
2. Mantenha o braço esquerdo na lateral do corpo e segure na outra extremidade da faixa (Figura 5.23).
3. A partir desta posição inicial, comece lentamente a tracionar a faixa, como se levasse a perna para cima e para longe. Mantenha esta contração isométrica dos rotadores mediais por 6 segundos.
4. Depois da força isométrica, relaxe e inspire profundamente, mantendo a perna na posição inicial.
5. Ao expirar, mova a perna e o pé direito em direção à parte posterior do joelho esquerdo, aprofundando o alongamento nos rotadores mediais.
6. Repita duas ou três vezes.

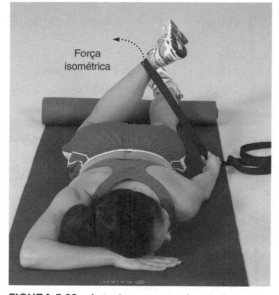

FIGURA 5.23 Autoalongamento de rotadores mediais de quadril.

ABDUTORES DE QUADRIL: GLÚTEO MÉDIO, GLÚTEO MÍNIMO, TENSOR DA FÁSCIA LATA

Anatomia

Os principais abdutores do quadril são o tensor da fáscia lata (TFL), o glúteo médio e o glúteo mínimo (Figura 5.24, Tabela 5.5). Estes músculos abduzem o quadril e também estabilizam-no durante as atividades que exigem descarga de peso. O encurtamento nestes músculos pode contribuir para desequilíbrios pélvicos, que podem causar dor não só nos quadris, mas também na região lombar da coluna vertebral e no joelho. O glúteo médio e o glúteo mínimo frequentemente estão excessivamente tensos e desenvolvem pontos-gatilho; estes podem causar dor que imita uma disfunção isquiática ou da articulação sacroilíaca.

Avaliação funcional

O membro inferior normalmente é capaz de oscilar ao longo da linha média do corpo em cerca de 25 graus se forem feitos pequenos ajustes na posição dos membros inferiores (Figura 5.25). Este movimento pode ser limitado pelo encurtamento excessivo nos abdutores de quadril. Como estes músculos também atuam como estabilizadores do joelho por meio da banda iliotibial (IT), pode haver desenvolvimento de problemas de joelho se eles estiverem excessivamente tensos (muito encurtados).

- **Teste de Ober.** Abdutores de quadril encurtados podem adicionar tensão à banda IT e limitar a adução de quadril. Para testar se há encurtamento nos abdutores de quadril, utilize o teste de Ober. Posicione o paciente em decúbito lateral, com o joelho da perna de cima flexionado atrás do joelho da outra perna (Figura 5.26). O encurtamento ex-

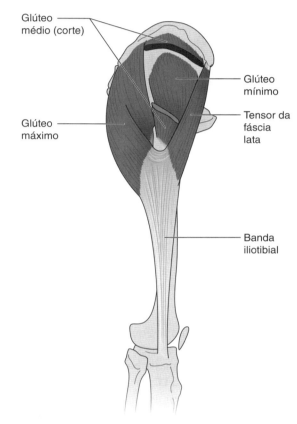

FIGURA 5.24 Músculos abdutores de quadril.

TABELA 5.5 Músculos abdutores de quadril

Músculo	Origem	Inserção	Ação
Glúteo médio	Logo abaixo da crista ilíaca, entre as linhas glúteas anterior e posterior Seu terço posterior é recoberto pelo glúteo máximo	Aspecto posterossuperior do trocânter maior	Principal abdutor do quadril As fibras anteriores auxiliam na rotação medial e flexão de quadril Estabiliza a pelve durante a caminhada ou a corrida Quando o membro inferior esquerdo está na fase de oscilação (sem descarga de peso), a contração do glúteo médio direito impede a inclinação da pelve para a esquerda
Glúteo mínimo	Profundo ao glúteo médio, inserindo-se ao longo da superfície lateral do ílio, entre a espinha ilíaca anterossuperior e a incisura isquiática maior	Aspecto anterossuperior do trocânter maior	Abdução de quadril As fibras anteriores auxiliam na rotação medial e flexão de quadril Auxilia o glúteo médio na estabilização da pelve
Tensor da fáscia lata (TFL) e banda iliotibial (IT)	Crista ilíaca, imediatamente posterior à espinha ilíaca anterossuperior	Banda iliotibial, que depois se insere no côndilo lateral da tíbia (tuberosidade lateral da tíbia)	Auxilia na abdução, rotação medial e flexão de quadril Auxilia na extensão do joelho Evita que o joelho colapse durante o movimento

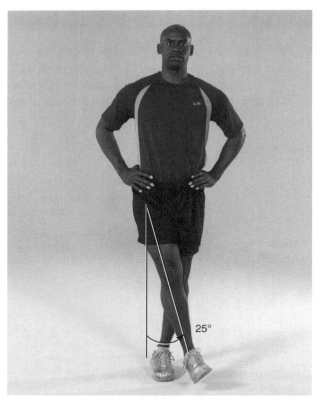

FIGURA 5.25 A amplitude normal de adução de quadril é de cerca de 25 graus.

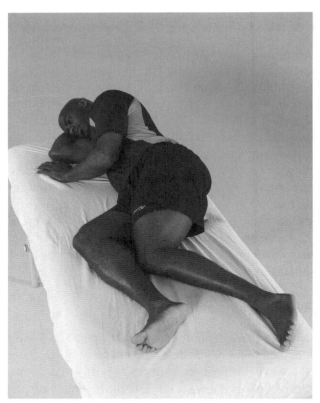

FIGURA 5.26 Teste de Ober. O encurtamento excessivo nos abdutores de quadril impede que o paciente coloque o joelho da perna de cima flexionado atrás do joelho da perna de baixo.

cessivo nos abdutores de quadril impede que o paciente assuma essa posição e pode levar a problemas como a síndrome da banda IT.

- **Síndrome da banda IT.** A síndrome da banda iliotibial é uma lesão por uso excessivo na qual a dor costuma ser relatada imediatamente proximal à lateral do joelho e possivelmente na inserção da banda IT na tíbia. É frequentemente encontrada em ciclistas e remadores, além de corredores inexperientes, que realizam pronação excessiva. Esta síndrome tem sido descrita como uma lesão por atrito que ocorre quando uma banda IT encurtada atrita sobre o côndilo lateral do fêmur quando o joelho flexiona e estende. Recentemente, essa ideia foi confrontada por Fairclough et al. (2007), que afirmaram que a anatomia da banda IT não possibilita o movimento da banda para frente e para trás sobre o côndilo. Fairclough propõe que a dor da síndrome da banda IT é decorrente de forças de compressão exercidas pela banda nos tecidos subjacentes. A Figura 5.27 mostra as áreas de dor. A rigidez na banda pode ser causada por um TFL ou glúteo médio encurtados, que tracionam a banda, ou por um vasto lateral hipertrofiado, que forma uma protuberância sob a banda e a distende.

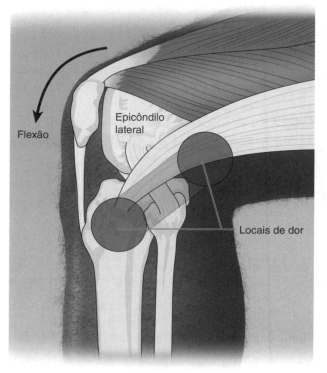

FIGURA 5.27 Locais típicos de dor na síndrome da banda iliotibial.

Alongamento dos abdutores de quadril em decúbito lateral sobre uma maca com o auxílio de um terapeuta

Este alongamento melhora a adução de quadril.

1. O paciente fica em decúbito lateral na borda de uma maca de tratamento, com o membro inferior de cima hiperestendido e pendurado para fora da borda da maca; o membro inferior de baixo está flexionado, com o joelho o mais próximo possível do tórax, para melhorar o conforto e a estabilidade na região lombar. Os quadris estão alinhados verticalmente um sobre o outro. O paciente contrai os adutores para tracionar o membro inferior de cima em direção ao chão, colocando os abdutores em sua amplitude máxima. Se o paciente sentir dor lombar nesta posição, pode inclinar-se para a frente flexionando na cintura para arredondar a região lombar, mantendo o membro inferior pendurado para fora da maca.

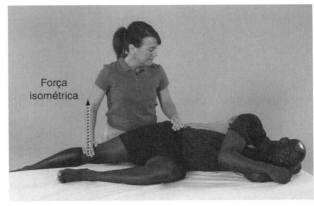

FIGURA 5.28 Alongamento dos abdutores de quadril em decúbito lateral.

2. Fique por trás do paciente para oferecer apoio e estabilizar o quadril com uma mão. Coloque a outra mão sobre o aspecto lateral da articulação do joelho para oferecer resistência à contração isométrica dos abdutores.
3. Oriente o paciente a lentamente empurrar a perna em direção ao teto, contraindo isometricamente os abdutores por 6 segundos (ver a seta força isométrica na Figura 5.28).
4. Depois da força isométrica, o paciente relaxa e inspira profundamente. Enquanto relaxa, deixa o membro inferior cair em direção ao chão.
5. Enquanto expira, o paciente puxa a perna em direção ao chão, aprofundando ainda mais o alongamento dos abdutores.
6. Repita duas ou três vezes.

Alongamento de abdutores de quadril em decúbito dorsal sobre um *mat* com o auxílio de um terapeuta

1. O paciente está em decúbito dorsal sobre um *mat* no chão. Mantendo o membro inferior direito estendido apoiado sobre o *mat*, o paciente cruza o membro inferior esquerdo sobre o direito, com o joelho flexionado e o pé apoiado sobre o *mat*. Esta posição possibilita que o paciente aduza o quadril direito cruzando a linha mediana tanto quanto possível, mantendo a patela apontada para o teto para minimizar a rotação lateral do quadril. Isto coloca os abdutores de quadril direitos em sua máxima amplitude livre de dor.

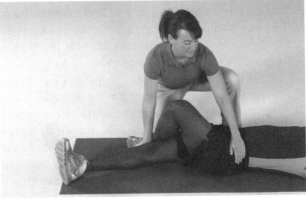

FIGURA 5.29 Início do alongamento de abdutores de quadril em decúbito dorsal.

2. Coloque uma mão sobre o aspecto lateral da articulação do joelho direito e estabilize o quadril oposto com a outra mão (Figura 5.29). Oriente o paciente a lentamente tentar empurrar o mem-

bro inferior direito contra a mão do terapeuta, contraindo isometricamente os abdutores direitos por 6 segundos, respirando normalmente o tempo todo.
3. Depois da força isométrica, o paciente relaxa e inspira profundamente. Mantenha o membro inferior na posição inicial.
4. Enquanto o paciente expira, força ainda mais o membro inferior direito a cruzar a linha média, aprofundando o alongamento dos abdutores.
5. Repita duas ou três vezes.

Autoalongamento de abdutores de quadril na posição sentada

Esta é uma modificação de uma posição de alongamento frequentemente usada em aulas de exercícios em grupo.

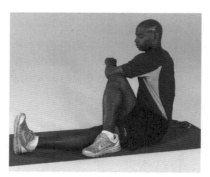

FIGURA 5.30 Início do autoalongamento dos abdutores de quadril na posição sentada.

1. Sente-se confortavelmente no chão ou em um *mat* de alongamento, com o membro inferior esquerdo estendido na sua frente. Cruze o membro inferior direito sobre o esquerdo, com o joelho direito flexionado e o pé direito contra o lado de fora do joelho esquerdo. Sente-se ereto e torça o tronco para a direita, tanto quanto confortável; coloque o cotovelo ou braço esquerdo (ou ambos) contra a parte externa do joelho direito e mantenha-se firme, com a mão direita atrás de você (Figura 5.30).
2. A partir desta posição inicial, empurre o joelho direito contra o braço esquerdo, contraindo isometricamente os abdutores de quadril por 6 segundos. Como um benefício adicional, esta ação também aciona os músculos oblíquos interno e externo do abdome.
3. Depois da força isométrica, relaxe e inspire. Ao expirar, use os músculos dos membros inferiores (adutores) para tracionar o membro inferior direito mais para a esquerda, aprofundando o alongamento dos abdutores. Adicione uma força suave com o braço esquerdo, desde que seja confortável fazê-lo.
4. Repita duas ou três vezes.

Autoalongamento de abdutores de quadril em pé

1. Fique em pé de lado para uma parede ou outro objeto vertical (p. ex., poste, batente de porta), separado pela distância de um braço. Coloque a mão direita contra a parede e cruze o membro inferior direito atrás do esquerdo, o quanto conseguir, com o pé direito no chão. Incline o quadril direito em direção à junção do chão e a parede, tanto quanto puder ir confortavelmente até que você sinta um alongamento ao longo do quadril direito (Figura 5.31).
2. A partir desta posição inicial, tente trazer o membro inferior direito em direção à parede, usando o chão para fornecer resistência a essa contração isométrica dos abdutores de quadril. Após 6 segundos, relaxe e inspire profundamente. Enquanto expira, incline o quadril direito mais perto do chão, alongando os abdutores direitos.
3. Repita duas ou três vezes.

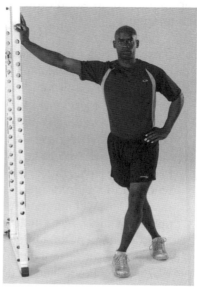

FIGURA 5.31 Autoalongamento de abdutores de quadril em pé.

ADUTORES DE QUADRIL

Anatomia

Quando você une as pernas (em direção à linha média), você está usando seus músculos adutores de quadril. Os adutores também auxiliam na flexão e na extensão de quadril e, dependendo da posição do fêmur, podem auxiliar na rotação lateral ou medial. É importante citar que eles também ajudam a estabilizar as pernas ao correr e ao andar. Os adutores geralmente estão muito mais encurtados em homens do que em mulheres. Os estiramentos de virilha muitas vezes estão relacionados com a fadiga ou o alongamento inadequado do adutor longo.

Os músculos adutores podem ser divididos em adutores curtos (pectíneo, adutor curto e adutor longo) e adutores longos (adutor magno e grácil) (Figura 5.32, Tabela 5.6). Fornece-se uma ilustração que mostra todos os adutores.

Avaliação funcional

Verifique a amplitude de movimento. Normalmente, os membros inferiores devem ser capazes de abduzir 45 a 50 graus da linha média (Figura 5.33). Se esta amplitude estiver limitada, a razão muitas vezes é um encurtamento nos adutores. Use o alongamento facilitado para aumentar esta amplitude.

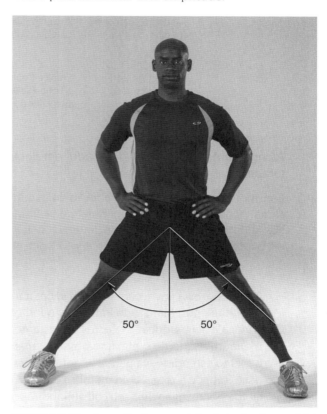

FIGURA 5.33 A amplitude normal de abdução de quadril é de 45 a 50 graus a partir da linha média. A amplitude limitada geralmente é decorrente de adutores encurtados.

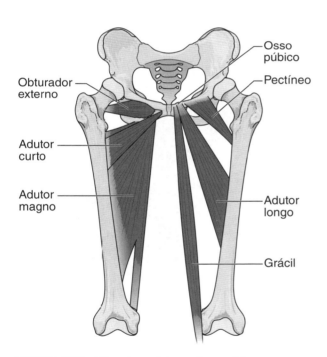

FIGURA 5.32 Músculos adutores de quadril.

TABELA 5.6 Músculos adutores de quadril

Músculo	Origem	Inserção	Ação
Adutor curto e adutor longo	Aspecto anterior do púbis	Linha áspera do aspecto posterior do fêmur	Adução de quadril Auxilia na flexão de quadril Pode auxiliar na rotação medial ou lateral de quadril
Adutor magno	Ramo do púbis, túber isquiático	Verticalmente ao longo da linha áspera do aspecto posterior do fêmur e ao tubérculo do adutor da face medial do fêmur	Adução de quadril As fibras anteriores (origem no ramo do púbis) auxiliam na flexão de quadril e podem auxiliar na rotação medial As fibras posteriores (origem no túber isquiático) auxiliam na extensão de quadril
Grácil	Aspecto anterior do púbis	Aspecto proximal medial da tíbia (pata de ganso)	Adução de quadril Auxilia na flexão de joelho e na rotação medial da tíbia quando o joelho está flexionado
Pectíneo	Aspecto superior do ramo do púbis	Entre o trocânter menor e a linha áspera do aspecto posterior do fêmur	Flexão de quadril Auxilia na adução e rotação lateral de quadril

Alongamento de adutores de quadril em decúbito dorsal sobre uma maca com o auxílio de um terapeuta

Este alongamento aumenta a abdução do quadril. Ocasionalmente, os pacientes experimentam cãibras leves dos abdutores durante este alongamento. Se isso ocorrer, pare e alongue os abdutores, e depois volte ao alongamento de adutores.

1. O paciente está em decúbito dorsal sobre uma maca de tratamento. Mantendo ambos os quadris sobre a maca e sem arquear as costas, o paciente abduz o quadril esquerdo o máximo possível, mantendo o joelho estendido e a patela apontada para o teto (isso impede a rotação do membro inferior). O paciente pode enganchar seu calcanhar direito sobre a borda da maca para impedir que o membro inferior direito deslize na maca. Nesta posição, os adutores à esquerda estão em sua amplitude máxima.
2. Em pé no lado esquerdo da maca, entre a maca e o membro inferior do paciente, apoie a perna com a mão direita e coloque a mão esquerda sobre o aspecto medial do joelho. Esta posição evita o estresse no ligamento colateral medial durante a fase isométrica. Peça ao paciente que lentamente tente mover o membro inferior esquerdo em direção à linha média, contraindo isometricamente os adutores por 6 segundos (ver a seta força isométrica na Figura 5.34).
3. Depois da força isométrica, o paciente relaxa e inspira profundamente. Durante este instante, mantém o membro inferior na posição inicial.

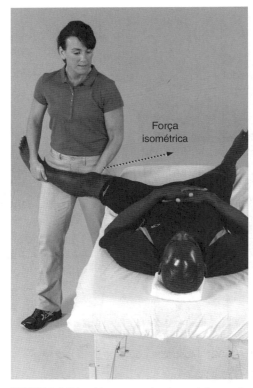

FIGURA 5.34 Alongamento dos adutores do quadril em decúbito dorsal.

4. Enquanto o paciente expira, peça-lhe que abduza o quadril mais além, aprofundando o alongamento dos adutores. Certifique-se de que o paciente não roda lateralmente o membro inferior, solicitando-lhe que mantenha a patela apontada para o teto.
5. Repita duas ou três vezes. Após o alongamento final, ajude o paciente a trazer o membro inferior de volta à maca. Isso ajuda a evitar possíveis estiramentos na virilha.

Alongamento de adutores de quadril em decúbito dorsal sobre um *mat* com o auxílio de um terapeuta

1. O paciente está em decúbito dorsal sobre um *mat* no chão. Mantendo ambos os quadris sobre o *mat* e sem arquear as costas, ele abduz o máximo possível ambos os membros inferiores, mantendo os joelhos estendidos e as patelas apontando para o teto (isso impede a rotação dos membros inferiores). Nesta posição, os adutores em ambos os lados estão em sua amplitude máxima.
2. Coloque-se entre os membros inferiores do paciente e coloque seus pés contra a parte interna dos joelhos do paciente (Figura 5.35). Apoiar o aspecto medial dos joelhos impede o estresse sobre os ligamentos colaterais mediais durante a fase isométrica. A partir desta posição inicial, peça ao paciente que comece lentamente a tentar unir as pernas, contraindo isometricamente os adutores por 6 segundos.
3. Depois da força isométrica, o paciente relaxa e inspira profundamente. Durante este instante, mantém as pernas na posição inicial.
4. Enquanto o paciente expira, peça-lhe que abduza os quadris mais além, aprofundando o alongamento dos adutores. Certifique-se de que o paciente não roda lateralmente o membro inferior solicitando-lhe que mantenha a patela apontada para o teto. Tenha cuidado também para que ele não arqueie as costas enquanto tenta se alongar mais.
5. Repita duas ou três vezes. Após o alongamento final, ajude o paciente a trazer o membro inferior de volta à maca. Isso ajuda a evitar possíveis estiramentos na virilha.

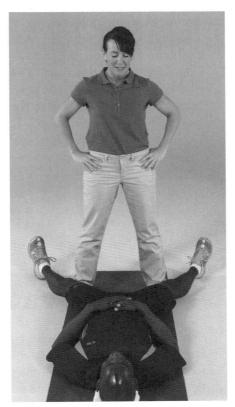

FIGURA 5.35 Alongamento de adutores de quadril em decúbito dorsal sobre um *mat*.

Autoalongamento de adutores de quadril em pé

Este alongamento é uma adaptação de um alongamento comum de adutores.

1. Para alongar os adutores direitos, assuma uma posição avanço lateral, tendo cuidado para não flexionar o joelho esquerdo além de 90 graus, mantendo a perna direita estendida, com o pé apoiado no chão. Todo o peso está no membro inferior esquerdo (Figura 5.36).
2. A partir desta posição inicial, tente puxar a perna direita em direção à linha média usando o chão para oferecer resistência a esse movimento. Depois de 6 segundos de contração isométrica, aprofunde o alongamento afundando-se mais sobre a perna esquerda.
3. Repita duas ou três vezes.

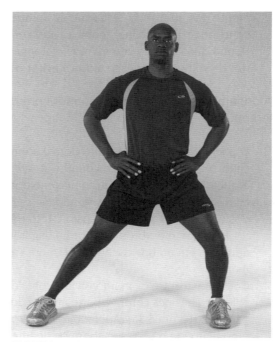

FIGURA 5.36 Autoalongamento de adutores de quadril em pé.

Autoalongamento de adutores de quadril na posição sentada

Esta posição se concentra mais nos adutores curtos.

1. Sente-se com as costas eretas, os joelhos flexionados e as plantas dos pés unidas. Puxe os joelhos o mais próximo possível do chão, usando os músculos dos membros inferiores. Isto alonga os adutores curtos.
2. Coloque os braços ou mãos contra a parte interna dos joelhos. Tente mover os joelhos contra sua própria resistência, contraindo isometricamente os adutores curtos (Figura 5.37). Mantenha a contração por cerca de 6 segundos, respirando normalmente.

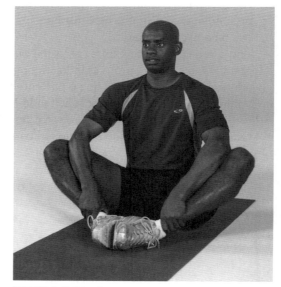

FIGURA 5.37 Autoalongamento de adutores de quadril na posição sentada.

EXTENSORES DE JOELHO: QUADRÍCEPS FEMORAL

Anatomia

O quadríceps femoral é um músculo de quatro cabeças formado pelo reto femoral, vasto lateral, vasto medial e vasto intermediário (Figura 5.38, Tabela 5.7). As quatro cabeças convergem para cruzar o joelho e se inserir na tuberosidade da tíbia. O quadríceps femoral estende o joelho. Além disso, o reto femoral auxilia na flexão de quadril.

A síndrome femoropatelar é caracterizada por dor ou incômodo não específico na região da patela. É geralmente atribuída a um encurtamento no quadríceps femoral e na banda IT, que provoca uma biomecânica defeituosa e é exacerbada pelo uso excessivo. Em alguns casos, a dor pode ser identificada como vindo da parte de baixo da patela (retropatelar) e é então chamada de condromalácia. Os sintomas tendem a aumentar ao ficar sentado por tempo prolongado (cinema, assento de avião) ou por atividades que envolvem uma contração vigorosa do quadríceps femoral (agachamentos, subir ou descer escadas).

As recomendações de tratamento típicas incluem o repouso, o alongamento e o fortalecimento do quadríceps femoral, além do uso de faixa compressiva ou imobilizador (*brace*) de joelho durante as atividades. Além disso, alongamentos dos abdutores de quadril para reduzir a tensão na banda IT podem ser úteis. Ver a discussão da síndrome da banda IT para saber mais sobre o assunto.

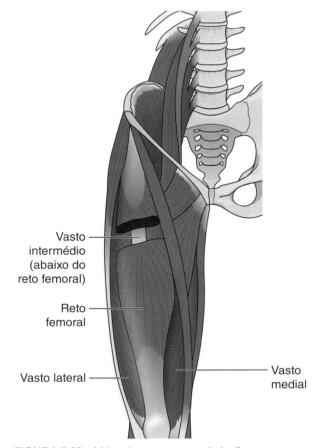

FIGURA 5.38 Músculos extensores de joelho.

TABELA 5.7 Músculos extensores de joelho

Músculo	Origem	Inserção	Ação
Reto femoral	Espinha ilíaca anteroinferior e margem superior do acetábulo	Patela e via ligamento patelar à tuberosidade da tíbia	Extensão de joelho Auxilia na flexão de quadril
Vasto medial, lateral e intermédio	Medial e lateral: linha áspera do aspecto posterior do fêmur Intermédio: aspecto anterior e lateral da diáfise do fêmur	Patela e via ligamento patelar à tuberosidade da tíbia	Extensão de joelho

Avaliação funcional

Verifique a amplitude de movimento do joelho em flexão e extensão.

- **Extensão de joelho**. O paciente é posicionado sentado com as pernas pendendo para fora da borda da maca. À medida que o paciente estende a perna, o arco de movimento deve ser suave e o joelho deve se estender até 0 graus ou a alguns graus de hiperextensão (Figura 5.39).

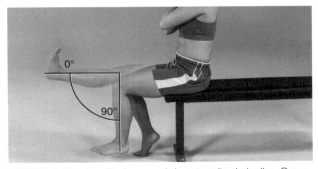

FIGURA 5.39 Amplitude normal de extensão de joelho. O quadríceps femoral deve estender completamente o joelho.

Flexão de joelho. Em decúbito ventral, o paciente deve ser capaz de tracionar o calcanhar em direção à nádega, com uma pequena ajuda do terapeuta (Figura 5.40). Se a amplitude estiver limitada, a razão pode ser um quadríceps femoral encurtado, que o paciente sentirá se alongando conforme pressiona o calcanhar em direção à nádega. O movimento também pode ser limitado pelo volume dos músculos isquiotibiais e da panturrilha. Se a limitação for decorrente de um quadríceps femoral encurtado, o alongamento facilitado funciona muito bem neste caso.

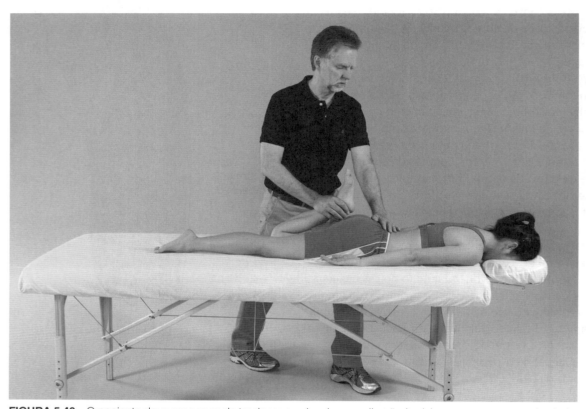

FIGURA 5.40 O paciente deve ser capaz de tracionar o calcanhar em direção à nádega com um pouco de ajuda.

Alongamento de quadríceps femoral em decúbito ventral com o auxílio de um terapeuta

Este alongamento melhora a flexão de joelho.

1. O paciente está em decúbito dorsal sobre uma maca de tratamento ou um *mat* no chão, com o joelho flexionado o máximo possível. Por causa do volume dos músculos isquiotibiais e da panturrilha, o paciente será incapaz de colocar o quadríceps femoral em sua amplitude máxima. Empurre delicadamente o membro inferior aproximando o calcanhar da nádega, mas só até o paciente sentir o quadríceps femoral começando a alongar (barreira de alongamento). Mantenha a perna alinhada com a coxa para não estressar a articulação do joelho. Esta é a máxima amplitude livre de dor. Se esta posição causar algum desconforto na região lombar da coluna vertebral, pare e coloque um travesseiro debaixo dos quadris do paciente para reduzir o estresse nesta região e recomece. Alternativamente, você pode pedir ao paciente que contraia os músculos abdominais para estabilizar e retificar a região lombar (inclinação pélvica). A posição de inclinação pélvica geralmente elimina o desconforto na região lombar.

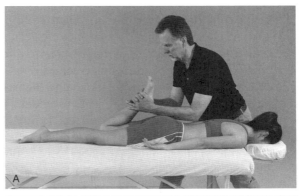
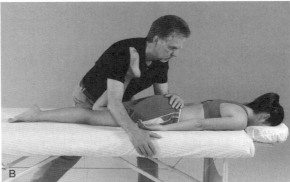

FIGURA 5.41 Alongamento do quadríceps femoral. Forneça resistência com (A) suas mãos, dedos entrelaçados ou (B) seu ombro.

2. Posicione-se de modo oferecer resistência à contração isométrica do quadríceps femoral colocando as mãos ou o ombro contra a parte anterior da perna do paciente (Figura 5.41). O paciente deve manter os quadris apoiados sobre a superfície (ou sobre o travesseiro) durante toda a sequência. Antes de realizar este alongamento, pode ser necessário trabalhar com o paciente para melhorar sua consciência corporal até que ele seja capaz de estabilizar os quadris corretamente.
3. Oriente o paciente a lentamente empurrar contra você como se tentasse estender a perna, contraindo isometricamente o quadríceps femoral por 6 segundos.
4. Depois da força isométrica, o paciente relaxa e inspira profundamente. Durante este instante, mantém o membro inferior na posição inicial.
5. Enquanto expira, o paciente descansa e deixa que você ofereça assistência empurrando a perna, aprofundando o alongamento do quadríceps femoral. Ocasionalmente, os isquiotibiais vão entrar em espasmo neste momento, geralmente porque o paciente está inconscientemente contraindo-os para auxiliar no alongamento. Você pode apoiar delicadamente uma mão sobre os isquiotibiais para ter certeza de que eles não estão sendo acionados.
6. Repita duas ou três vezes.

Autoalongamento de quadríceps femoral em pé

Esta é uma modificação de um alongamento comumente utilizado para o quadríceps femoral.

1. Em pé confortavelmente, use um objeto estacionário para ajudá-lo a se equilibrar enquanto você flexiona o joelho esquerdo e levanta o calcanhar em direção à nádega. Segure a perna ou o pé esquerdo com a mão esquerda, mantendo a região lombar retificada e tomando cuidado para puxar o calcanhar em direção ao centro da nádega e não à parte externa do quadril, pois isso pode estressar os ligamentos do joelho (Figura 5.42A).
2. A partir desta posição inicial, tente estender a perna esquerda contra a própria resistência, contraindo isometricamente o quadríceps femoral por 6 segundos. Depois da força isométrica, relaxe e inspire. Enquanto expira, puxe o calcanhar mais perto da nádega.
3. Conforme sua flexibilidade melhora, você pode achar que seu calcanhar chega facilmente na nádega. Se este for o caso, então o objetivo a cada alongamento é mover a coxa a uma posição mais vertical para que o joelho aponte diretamente para o chão, enquanto mantém a região lombar retificada para evitar a hiperextensão da parte lombar da coluna vertebral (Figura 5.42 B).
4. Repita duas ou três vezes.

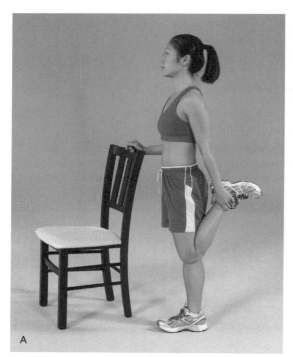 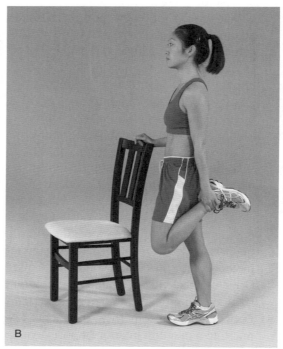

FIGURA 5.42 Autoalongamento em pé para o quadríceps femoral. (A) Leve o calcanhar em direção à nádega. (B) Se o calcanhar chega facilmente na nádega, então tente apontar o joelho diretamente ao chão.

FLEXORES PLANTARES DE TORNOZELO: GASTROCNÊMIO E SÓLEO

Anatomia

Os músculos gastrocnêmio e sóleo (também chamados coletivamente de tríceps sural) inserem-se no calcanhar por meio do tendão calcâneo, o tendão mais forte do corpo (Figura 5.43, Tabela 5.8). O gastrocnêmio é um músculo de duas cabeças que dá à panturrilha a sua forma. O músculo sóleo, que se encontra debaixo do gastrocnêmio, é mais frequentemente a razão do encurtamento da panturrilha. Duas lesões comuns por uso excessivo envolvendo os músculos da panturrilha são a fascite plantar e a tendinite calcânea.

Fascite plantar

A fascite plantar é uma lesão por uso excessivo caracterizada por dor na planta do pé, geralmente perto do calcanhar. A fáscia plantar é uma faixa fibrosa espessa de tecido conjuntivo que se estende da superfície inferior do calcâneo (calcanhar) ao longo da planta do pé até sua inserção no arco transverso distal do pé. A fáscia plantar é conectada fascialmente aos músculos da panturrilha pelo tendão calcâneo e deve ser incluída em todo protocolo de tratamento.

Os sintomas clássicos incluem dor aos primeiros passos após um período sem descarga de peso, como ao levantar pela manhã ou depois de ficar sentado por um tempo prolongado. A dor diminui à medida que a fáscia plantar se aquece.

O início dos sintomas ocorre gradualmente, em geral ao longo de um período de meses. Casos crônicos desta condição tendem a apresentar alterações degenerativas na fáscia plantar sem inflamação e são mais corretamente denominados fasciose plantar.

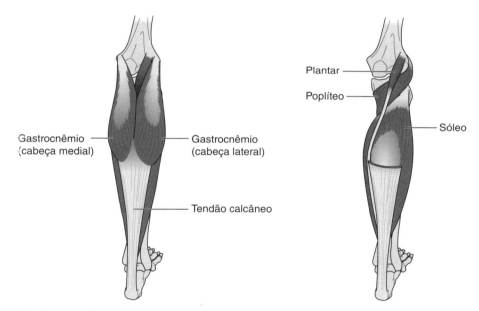

FIGURA 5.43 Músculos flexores plantares do tornozelo.

TABELA 5.8 Músculos flexores plantares do tornozelo

Músculo	Origem	Inserção	Ação
Gastrocnêmio	Aspecto posterior dos côndilos do fêmur	Calcâneo via tendão calcâneo	Flexão plantar de tornozelo ou auxilia na flexão de joelho, mas não pode fazer ambos completamente ao mesmo tempo
Sóleo	Terço proximal posterior da fíbula e face posterior da cabeça da fíbula, terço médio da borda medial da tíbia e arco tendinoso sobre a região proximal de tíbia e fíbula	Calcâneo via tendão calcâneo	Flexão plantar de tornozelo

As recomendações de tratamento típicas incluem o repouso, a massagem por fricção, o gelo e o alongamento dos músculos da panturrilha, pé e artelhos. Cuidados adicionais podem incluir a massagem da planta do pé, órteses e uso noturno de um imobilizador que alonga a fáscia plantar durante o sono.

Tendinite calcânea

O tendão calcâneo insere os músculos da panturrilha (gastrocnêmio e sóleo) no calcâneo (osso do calcanhar). A tendinite calcânea é uma inflamação dolorosa do tendão, às vezes acompanhada de edema leve a moderado.

Os sintomas típicos incluem dor no ponto de inserção no calcanhar, bem como dor e rigidez ao longo do tendão, especialmente durante as atividades. A dor pode se estender ao pé, produzindo sintomas semelhantes à fascite plantar.

Como na maior parte das lesões por uso excessivo, o início dos sintomas ocorre gradualmente, em geral ao longo de um período de meses. Casos crônicos desta condição tendem a apresentar alterações degenerativas no tendão sem inflamação e são classificados como tendinose calcânea.

As recomendações de tratamento incluem o repouso, a massagem por fricção, o gelo e alongamentos dos músculos da panturrilha para reduzir a tensão no tendão. O tratamento adicional pode incluir órteses para ajudar a corrigir a biomecânica do pé, a troca do calçado utilizado para a prática desportiva, o uso de uma faixa compressiva ou imobilizador (*brace*) durante a atividade e injeções de cortisona.

Avaliação funcional

Para avaliar a amplitude de movimento no tornozelo, zero grau é quando o pé está perpendicular à perna. O intervalo normal na dorsiflexão é de aproximadamente 20 graus (Figura 5.44), e a flexão plantar deve ser de 50 graus (Figura 5.45). A flexão plantar limitada pode ser decorrente de um encurtamento no tibial anterior.

Se a dorsiflexão estiver limitada, coloque o paciente em decúbito ventral, flexione o joelho a 90 graus e, em seguida, teste novamente. A flexão de joelho relaxa o gastrocnêmio e elimina-o como um limitador da flexão dorsal. Portanto, se a limitação ainda estiver presente após o joelho estar flexionado, foque no alongamento do sóleo. Se a flexão de joelho melhora a dorsiflexão, foque no alongamento do gastrocnêmio.

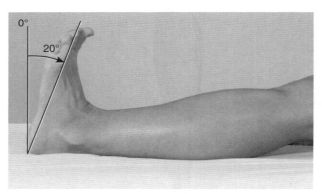

FIGURA 5.44 Amplitude normal de dorsiflexão de tornozelo.

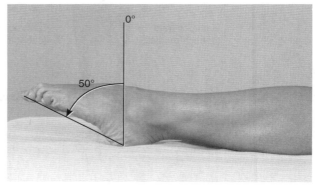

FIGURA 5.45 A amplitude normal de flexão plantar do tornozelo é de 50 graus.

Alongamento de gastrocnêmio em decúbito ventral com o auxílio de um terapeuta

1. O paciente está em decúbito ventral sobre uma maca, com os pés para fora da borda o suficiente para que possa realizar a dorsiflexão total do tornozelo sem interferência da maca.
2. O paciente realiza a dorsiflexão do pé (move o pé em direção ao joelho), tanto quanto possível. Isso coloca o gastrocnêmio em sua amplitude máxima.
3. Fique em pé na extremidade distal da maca e coloque a palma da mão contra o pé do paciente. Use sua coxa para apoiar sua mão, assegurando-se de manter uma boa postura (Figura 5.46). Ofereça resistência enquanto orienta o paciente a lentamente tentar realizar a flexão plantar do tornozelo (empurrar o pé em sua direção), contraindo isometricamente o gastrocnêmio e o sóleo por 6 segundos.
4. Depois da força isométrica, o paciente relaxa e inspira profundamente. Durante este instante, mantém o pé na posição inicial.
5. Ao expirar, o paciente contrai o tibial anterior, realiza a dorsiflexão do pé e aprofunda o alongamento do gastrocnêmio.
6. Repita duas ou três vezes.

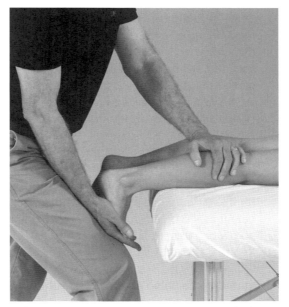

FIGURA 5.46 Alongamento de gastrocnêmio em decúbito ventral.

Alongamento de gastrocnêmio em decúbito dorsal com o auxílio de um terapeuta

1. O paciente encontra-se em decúbito dorsal sobre uma maca de tratamento ou um *mat* no chão. Ele alonga ativamente o gastrocnêmio esquerdo por meio da dorsiflexão do pé (levando o pé em direção ao joelho esquerdo).
2. Assuma uma posição estável que lhe possibilite colocar ambas as mãos sobre o arco transverso distal do pé do paciente (Figura 5.47).
3. Ofereça resistência enquanto orienta o paciente a lentamente tentar realizar a flexão plantar do tornozelo (empurrar o pé em sua direção), contraindo isometricamente o gastrocnêmio e o sóleo por 6 segundos.
4. Depois da força isométrica, o paciente relaxa e inspira profundamente. Durante este instante, mantém o pé na posição inicial.
5. Ao expirar, o paciente contrai o tibial anterior, realiza a dorsiflexão do pé e aprofunda o alongamento do gastrocnêmio.
6. Repita duas ou três vezes.

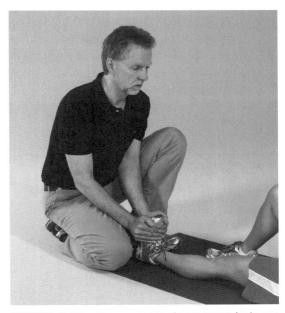

FIGURA 5.47 Alongamento de gastrocnêmio em decúbito dorsal.

Autoalongamento de gastrocnêmio na posição sentada com o auxílio de uma faixa de alongamento

1. Sente-se confortavelmente com o membro inferior direito estendido, com uma faixa de alongamento envolvendo o antepé (Figura 5.48). Se você tem flexibilidade suficiente, segure o pé com as mãos, em vez de usar a faixa de alongamento. Use os músculos da perna para mover o pé e os artelhos o mais próximo possível de você.
2. A partir desta posição inicial, tente afastar o pé de você, contraindo isometricamente o gastrocnêmio por 6 segundos. Depois da força isométrica, relaxe e inspire, e, enquanto expira, use novamente os músculos das pernas para mover o pé em sua direção, aprofundando o alongamento no gastrocnêmio.
3. Repita duas ou três vezes.

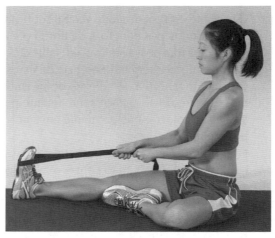

FIGURA 5.48 Autoalongamento de gastrocnêmio usando uma faixa de alongamento.

Alongamento de sóleo em decúbito ventral com o auxílio de um terapeuta

Este alongamento isola o sóleo e é utilizado para melhorar a dorsiflexão.

1. O paciente está em decúbito ventral sobre uma maca de tratamento ou um *mat* no chão, com um joelho flexionado a 90 graus. Esta posição isola o músculo sóleo, porque coloca o gastrocnêmio em desvantagem mecânica. O paciente então realiza a dorsiflexão do tornozelo (move o pé em direção ao joelho), tanto quanto possível. Isso coloca o sóleo em sua amplitude máxima.
2. Assuma uma posição confortável e estável que lhe possibilite apoiar a perna flexionada com uma mão e envolver a outra mão ao redor do calcanhar, com o antebraço apoiado contra a planta do pé do paciente (Figura 5.49A). Alternativamente, entrelace os dedos e coloque-os sobre o arco transverso distal do pé (Figura 5.49B).
3. Ofereça resistência à medida que orienta o paciente a lentamente tentar realizar a flexão plantar do tornozelo (empurrar o pé em sua direção), contraindo isometricamente o sóleo por 6 segundos (ver a seta força isométrica).
4. Depois da força isométrica, o paciente relaxa e inspira profundamente. Durante este instante, mantém o pé na posição inicial.

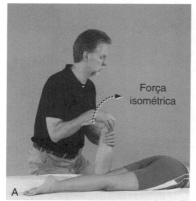 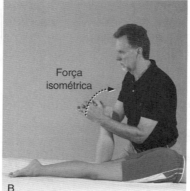 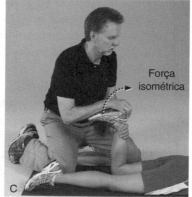

FIGURA 5.49 Alongamento do sóleo. (A) Apoie a perna flexionada com uma mão e envolva a outra mão em torno do calcanhar, com o antebraço apoiado contra a planta do pé. (B) Ou entrelace os dedos e coloque as mãos sobre o arco transverso distal do pé. (C) Trabalhando em um *mat*.

5. Ao expirar, o paciente contrai o tibial anterior, realiza a dorsiflexão do pé e aprofunda o alongamento do sóleo.
6. Repita duas ou três vezes.

Autoalongamento de sóleo na posição sentada

1. Sente-se confortavelmente com o joelho esquerdo flexionado e segure o pé esquerdo em suas mãos. Use os músculos da perna para mover o pé e os artelhos o mais perto possível de você (Figura 5.50).
2. A partir desta posição inicial, tente empurrar o pé afastando-o de você, contraindo isometricamente o sóleo por 6 segundos. Depois da força isométrica, relaxe, inspire e, enquanto expira, use novamente os músculos da perna para mover o pé em sua direção, aprofundando o alongamento no sóleo.
3. Repita duas ou três vezes.

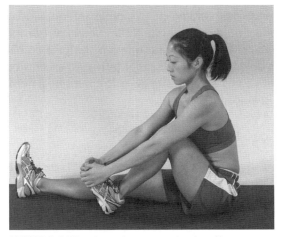

FIGURA 5.50 Autoalongamento de sóleo, com o joelho flexionado.

DORSIFLEXORES DO TORNOZELO: TIBIAL ANTERIOR

Anatomia

Quando o pé está livre para se mover, o tibial anterior (Figura 5.51, Tabela 5.9) realiza a dorsiflexão e o inverte. Quando o pé está no chão, o tibial anterior ajuda a manter o equilíbrio. Durante a caminhada ou corrida, este músculo ajuda a evitar que o pé golpeie o chão depois do contato do calcanhar (ativação excêntrica) e levanta o pé para retirá-lo do solo conforme a perna oscila, avançando adiante.

Avaliação funcional

Verifique a amplitude de movimento (ver Figuras 5.44 e 5.45). A dorsiflexão de tornozelo deve ser de aproximadamente 20 graus. A flexão plantar de tornozelo deve ser de aproximadamente 50 graus. Se a amplitude de movimento estiver limitada, um alongamento pode ser útil.

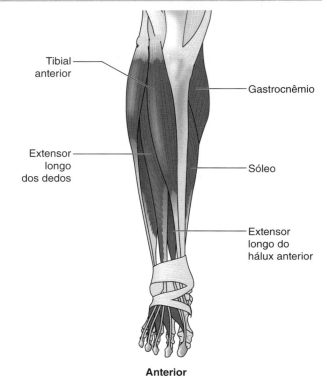

FIGURA 5.51 Músculos dorsiflexores de tornozelo.

TABELA 5.9 Músculos dorsiflexores de tornozelo

Músculo	Origem	Inserção	Ação
Tibial anterior	Face lateral da diáfise da tíbia, membrana interóssea	Base do quinto metatarso, cuneiforme medial	Dorsiflexão de tornozelo Inversão do pé Apoia o arco longitudinal do pé

Alongamento do tibial anterior em decúbito dorsal com o auxílio de um terapeuta

Este alongamento melhora a flexão plantar.

1. O paciente fica em decúbito dorsal sobre uma maca de tratamento ou um *mat* no chão e realiza a flexão plantar do tornozelo direito (fica na ponta do pé) usando os músculos da panturrilha. Isto coloca o tibial anterior direito em sua amplitude máxima.
2. Assuma uma posição estável que lhe possibilite segurar confortavelmente o calcanhar direito com a mão esquerda e segurar a parte superior do pé direito com a mão direita (Figura 5.52). Ao alongar o lado esquerdo, segure o calcanhar esquerdo com a mão direita e a parte superior do pé esquerdo com a mão esquerda.
3. Oriente o paciente a lentamente tentar puxar o pé em direção ao joelho (dorsiflexão), contraindo isometricamente o tibial anterior por 6 segundos.
4. Depois da tração isométrica, o paciente relaxa e inspira profundamente. Durante este instante, mantém o pé na posição inicial.
5. Ao expirar, o paciente contrai os músculos da panturrilha para aumentar a flexão plantar, aprofundando o alongamento do tibial anterior.
6. Repita duas ou três vezes.

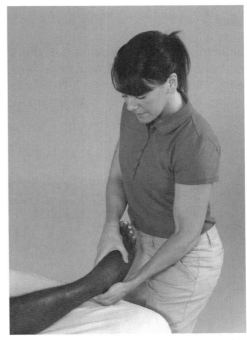

FIGURA 5.52 Alongamento de tibial anterior, pé direito.

Autoalongamento de tibial anterior na posição sentada

1. Sente-se confortavelmente em um banco, com o tornozelo direito cruzado sobre o joelho esquerdo. Coloque o pé e os artelhos em posição de ponta e segure a parte superior do pé com a mão esquerda (Figura 5.53).
2. A partir desta posição inicial, use os músculos da perna para tentar puxar o pé em direção ao joelho, contraindo isometricamente o tibial anterior por 6 segundos. Depois da força isométrica, relaxe, inspire e, enquanto expira, use os músculos da panturrilha para colocar novamente o pé e os dedos em ponta, aprofundando o alongamento no tibial anterior.
3. Repita duas ou três vezes.

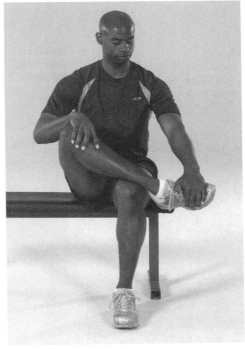

FIGURA 5.53 Autoalongamento de tibial anterior.

FLEXORES DE ARTELHOS: FLEXOR LONGO DO HÁLUX, FLEXOR LONGO DOS DEDOS

Anatomia

São ilustrados e discutidos apenas dois dos seis flexores de artelhos (flexor longo do hálux e flexor longo dos dedos, Figura 5.54). A Tabela 5.10 lista todos os seis flexores de artelhos. Com o pé no chão, o flexor longo do hálux e o flexor longo dos dedos ajudam a manter o equilíbrio, mantendo o antepé no chão. O flexor longo do hálux ajuda a apoiar o arco longitudinal do pé e exerce uma forte ação de propulsão durante a fase de retirada dos artelhos da marcha.

Avaliação funcional

A amplitude de movimento normal do hálux é de aproximadamente 80 graus de extensão e 25 graus de flexão (Figura 5.55). Se a extensão estiver limitada, alongue os flexores.

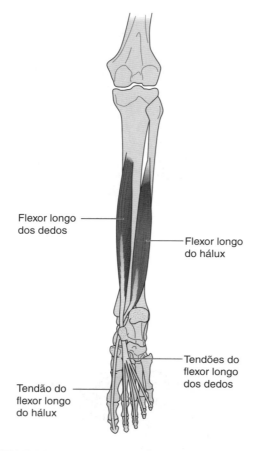

FIGURA 5.54 Músculos flexores dos artelhos.

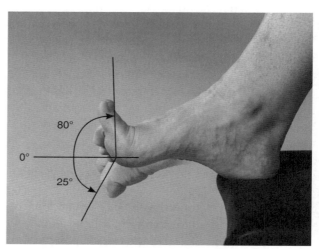

FIGURA 5.55 Amplitude de movimento normal do hálux: 80 graus de extensão, 25 graus de flexão.

TABELA 5.10 Músculos flexores dos artelhos

Músculo	Origem	Inserção	Ação
Flexor curto do dedo mínimo	Base do quinto metatarso	Aspecto lateral da base da falange proximal do quinto dedo	Flexiona o dedo mínimo
Flexor curto dos dedos	Processo medial da tuberosidade do calcâneo e superfície profunda da fáscia plantar	Divide-se em quatro tendões que se unem ao aspecto plantar das falanges médias dos artelhos 2-5	Flexiona os artelhos 2-5
Flexor longo dos dedos	Superfície posterior do terço médio da tíbia, distal à linha poplítea	O tendão passa por trás do maléolo medial, atravessa o tendão do flexor longo do hálux, depois se divide em quatro lâminas tendíneas e se insere no aspecto plantar das falanges distais dos artelhos 2-5	Flexiona os artelhos 2-5 Auxilia na flexão plantar do tornozelo
Flexor curto do hálux	Aspecto medial dos ossos cuboide e cuneiformes intermédio e lateral	As duas cabeças se unem às faces medial e lateral da falange distal do hálux Cada tendão contém um osso sesamoide	Flexiona o hálux
Flexor longo do hálux	Dois terços inferiores do aspecto posterior da fíbula e membrana interóssea	O tendão passa por trás do maléolo medial, passa profundamente ao tendão do flexor longo dos dedos e se insere no aspecto plantar da falange distal do hálux	Flexiona o hálux Auxilia na supinação do tornozelo Flexão plantar do tornozelo fraca
Quadrado plantar (também chamado de flexor acessório dos dedos)	As duas cabeças surgem das bordas medial e lateral da face inferior do calcâneo	O músculo se espalha para se inserir nos tendões do flexor longo dos dedos	Auxilia na flexão dos artelhos 2-5

Alongamento de flexores de artelhos em decúbito ventral com o auxílio de um terapeuta

Este alongamento melhora a extensão dos artelhos.

1. O paciente está em decúbito ventral sobre uma maca de tratamento ou um *mat* no chão, com o joelho direito flexionado a 90 graus e os artelhos totalmente estendidos (apontando para a maca). Isto coloca os flexores de artelhos em sua amplitude máxima.
2. Assuma uma posição confortável e estável que lhe possibilite apoiar a perna com a mão direita e segurar ligeiramente os dedos com a esquerda (Figura 5.56).
3. Ofereça resistência enquanto orienta o paciente a tentar enrolar os artelhos, contraindo isometricamente os flexores de artelhos por 6 segundos.
4. Depois da força isométrica, o paciente relaxa e inspira profundamente. Durante este instante, mantém o pé e os pés na posição inicial.
5. Ao expirar, o paciente usa seus músculos para puxar os artelhos em extensão, aprofundando o alongamento dos flexores de artelhos.
6. Repita duas ou três vezes.

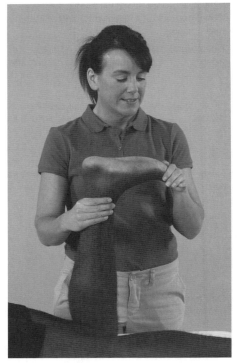

FIGURA 5.56 Alongamento dos flexores de artelhos.

Autoalongamento de flexores de artelhos na posição sentada

1. Sente-se confortavelmente em um banco, com o tornozelo direito cruzado sobre o joelho esquerdo. Use os músculos dos pés para flexionar os artelhos em sua direção e segure levemente os artelhos com a mão (Figura 5.57).
2. A partir desta posição inicial, tente enrolar os artelhos contra a mão, contraindo isometricamente os flexores por 6 segundos. Depois da força isométrica, relaxe, inspire e, enquanto expira, use novamente os músculos dos pés para mover os artelhos em sua direção, aprofundando o alongamento nos flexores.
3. Repita duas ou três vezes.

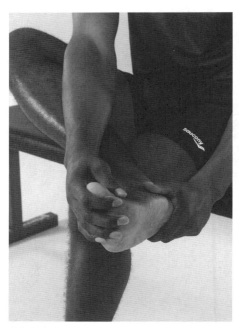

FIGURA 5.57 Autoalongamento dos flexores de artelhos.

EXTENSORES DE ARTELHOS: EXTENSOR LONGO DO HÁLUX, EXTENSOR LONGO DOS DEDOS

Anatomia

São ilustrados e discutidos apenas dois dos quatro extensores de artelhos (extensor longo do hálux e extensor longo dos dedos, Figura 5.58). A Tabela 5.11 lista todos os quatro extensores de artelhos. O extensor longo do hálux e o extensor longo dos dedos ajudam a controlar a velocidade de descida do antepé ao chão depois do contato do calcanhar, evitando que o pé golpeie o chão. Eles também contribuem para a estabilidade postural, controlando a oscilação posterior. Com o pé ancorado no chão, eles puxam a perna para a frente no tornozelo.

Avaliação funcional

A amplitude de movimento adequada do hálux é essencial para uma marcha normal. Se a extensão estiver limitada, então a função apropriada do hálux estará comprometida, e o peso será deslocado para a lateral do pé, muitas vezes com resultados dolorosos. Ver a Figura 5.55 para verificar a amplitude de movimento de flexão e extensão do hálux. Se a flexão estiver limitada, alongue os extensores.

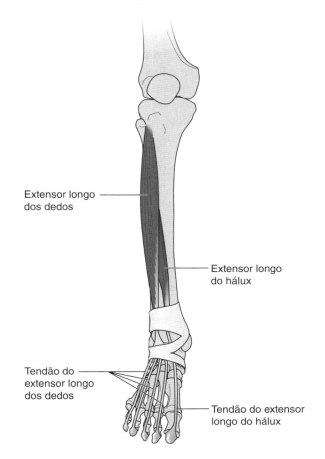

FIGURA 5.58 Músculos extensores de artelhos.

TABELA 5.11 Músculos extensores de artelhos

Músculo	Origem	Inserção	Ação
Extensor longo dos dedos	Côndilo lateral da fíbula; dois terços proximais do aspecto medial da fíbula; parte superior da membrana interóssea, fáscia crural e septo intermuscular anterior	Divide-se em quatro lâminas de tendão inferiores ao retináculo dos músculos extensores e se insere na face dorsal das falanges média e distal dos dedos 2-5	Estende os dedos 2-5 Auxilia na dorsiflexão de tornozelo
Extensor curto do hálux e dos dedos	Estes músculos têm uma inserção comum no aspecto superior do calcâneo	O tendão medial se insere no aspecto dorsal da base da falange proximal do hálux. Os outros três tendões se fundem aos do extensor longo dos dedos para se inserir nos dedos 2-4	Auxilia na extensão dos dedos
Extensor longo do hálux	Superfície anteromedial da fíbula e da membrana interóssea adjacente	Aspecto dorsal da base da falange distal do hálux	Estende o hálux Auxilia na dorsiflexão de tornozelo

Alongamento dos extensores de artelhos em decúbito dorsal com o auxílio de um terapeuta

Este alongamento melhora a flexão dos artelhos.

1. O paciente é posicionado em decúbito dorsal sobre uma maca de tratamento ou um *mat* no chão com os membros inferiores entendidos ou confortavelmente apoiados sob os joelhos. O paciente enrola os artelhos esquerdos tanto quanto possível. Isto coloca os extensores de artelhos em sua amplitude máxima.
2. Assuma uma posição confortável ao lado da perna esquerda do paciente, de frente para o topo do pé dele. Apoie a perna com a mão direita e enrole seus dedos em torno dos artelhos flexionados (Figura 5.59).
3. Ofereça resistência enquanto orienta o paciente a tentar endireitar os artelhos, contraindo isometricamente os extensores por 6 segundos.
4. Depois da força isométrica, o paciente relaxa e inspira profundamente. Durante este instante, mantém o pé e os artelhos na posição inicial.
5. Ao expirar, o paciente usa seus músculos para puxar mais os artelhos em flexão, aprofundando o alongamento nos extensores.
6. Repita duas ou três vezes.

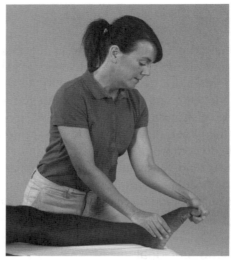

FIGURA 5.59 Alongamento dos extensores de artelhos.

Autoalongamento dos extensores de artelhos na posição sentada

1. Sente-se confortavelmente em uma cadeira ou banco com o tornozelo direito cruzado sobre o joelho esquerdo. Coloque o pé em ponta e enrole os dedos para alongar os extensores. Use a mão esquerda enrolada nos artelhos, para resistir enquanto tenta endireitá-los, contraindo isometricamente os extensores por 6 segundos (Figura 5.60).
2. Depois da força isométrica, relaxe, inspire e expire, colocando o pé em ponta e curvando os artelhos novamente, aprofundando o alongamento nos extensores.
3. Repita duas ou três vezes.

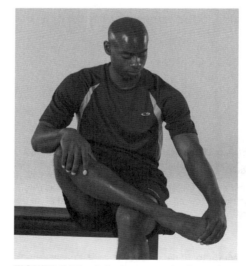

FIGURA 5.60 Autoalongamento dos extensores de artelhos.

Eversores e inversores de tornozelo: grupo fibular; tibial anterior e tibial posterior

Anatomia

A eversão (pronação) e a inversão (supinação) do pé ocorrem a cada passo durante a caminhada ou a corrida. A função adequada dos eversores e inversores do pé é fundamental para manter uma boa biomecânica do pé e do tornozelo, bem como para estabilizar a perna no pé. Como muitos dos músculos dos membros inferiores, os inversores e os eversores frequentemente atuam para controlar o movimento, em vez de iniciá-lo.

Os principais eversores do pé são dois dos três músculos fibulares: o fibular longo e o fibular curto. Eles compõem o compartimento lateral da perna. Um terceiro eversor, o fibular terceiro, é encontrado no compartimento anterior com o tibial anterior. Embora os fibulares sejam mais frequentemente considerados eversores do pé, eles também estabilizam o pé, o tornozelo e a perna, com os outros músculos do membro inferior.

Os principais inversores do pé são o tibial anterior e o tibial posterior (o músculo mais profundo da parte anterior da perna). Estes músculos são mostrados na Figura 5.61 e descritos na Tabela 5.12.

Avaliação funcional

Verifique a amplitude de movimento. A inversão (supinação) deve ser de aproximadamente 45 graus e a eversão (pronação) deve ser de aproximadamente 20 graus (ver Figura 5.62).

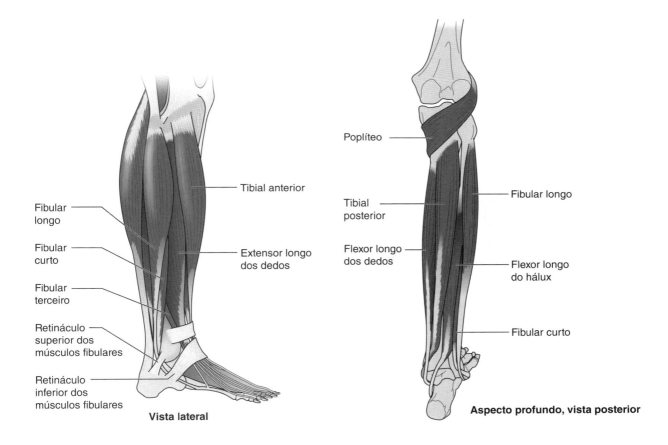

FIGURA 5.61 Músculos eversores e inversores do tornozelo.

TABELA 5.12 Músculos eversores e inversores do tornozelo

Músculo	Origem	Inserção	Ação
Eversores			
Fibular curto	Dois terços distais da face lateral da fíbula (situa-se profundamente ao fibular longo)	Tuberosidade do quinto metatarso no aspecto lateral deste osso	Eversão de tornozelo Auxilia na dorsiflexão de tornozelo
Fibular longo	Dois terços proximais da face lateral da fíbula	Base do primeiro metatarso e cuneiforme medial	Eversão de tornozelo Auxilia na flexão plantar de tornozelo Estabiliza a perna no pé Apoia a parte medial do arco longitudinal do pé (em conjunto com o tibial anterior)
Fibular terceiro	Metade distal da face anterior da fíbula	Tuberosidade do quinto metatarso no aspecto lateral deste osso e base do quarto metatarso	Eversão do pé Auxilia na dorsiflexão
Inversores			
Tibial anterior	Aspecto lateral da diáfise da tíbia, membrana interóssea	Base do primeiro metatarso, cuneiforme medial	Dorsiflexão do tornozelo Inversão do tornozelo Apoia o arco longitudinal do pé
Tibial posterior	Membrana interóssea, aspecto medial da fíbula e face posterolateral da tíbia	Principalmente o navicular e o cuneiforme medial, e também o cuboide, o calcâneo e as bases do segundo, terceiro e quarto metatarsos	Inversão do tornozelo Auxilia na flexão plantar e inversão

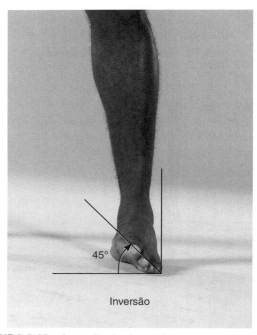
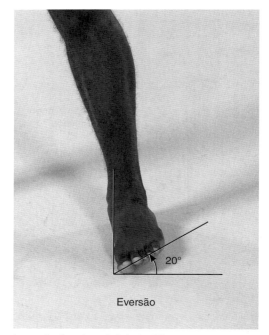

Inversão   Eversão

FIGURA 5.62 A amplitude de movimento normal para a inversão (supinação) é de 45 graus e para a eversão (pronação) é de 20 graus.

Alongamento de fibulares (eversores) em decúbito dorsal com o auxílio de um terapeuta

Este alongamento aumenta a inversão do tornozelo.

1. O paciente encontra-se em decúbito dorsal sobre uma maca de tratamento ou um *mat* no chão e inverte seu tornozelo direito (gira a planta do pé em direção à linha média), contraindo os inversores. O tornozelo é mantido em posição neutra em relação à dorsiflexão e à flexão plantar. Isto coloca os fibulares direitos em sua amplitude máxima.
2. Segure a perna do paciente com a mão direita para estabilizá-la e coloque a mão esquerda contra o aspecto lateral (lado do hálux) do pé direito (Figura 5.63).
3. Oriente o paciente a tentar virar lentamente a planta do pé para fora contra a sua mão (eversão), contraindo isometricamente os fibulares por 6 segundos.
4. Depois da força isométrica, o paciente relaxa e inspira profundamente. Durante este instante, mantém o pé na posição inicial.
5. Ao expirar, o paciente contrai os inversores para aumentar a inversão, aprofundando o alongamento dos fibulares.
6. Repita duas ou três vezes.

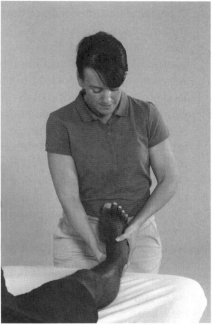

FIGURA 5.63 Extensão dos fibulares.

Autoalongamento de fibulares (eversores) na posição sentada

1. Sente-se confortavelmente em uma cadeira com o tornozelo direito cruzado sobre o joelho esquerdo. Flexione o tornozelo para mover a parte interna do pé em sua direção, como se virasse a planta do pé na direção ao tórax. Segure a parte externa do pé com a mão esquerda (Figura 5.64).
2. Tente afastar seu pé de você, contraindo isometricamente os fibulares por 6 segundos. Depois da força isométrica, relaxe, inspire e, enquanto expira, use os músculos das pernas para virar o pé em sua direção novamente, aprofundando o alongamento nos fibulares.
3. Repita duas ou três vezes.

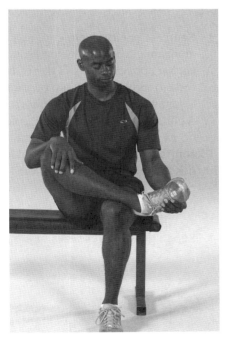

FIGURA 5.64 Autoalongamento dos fibulares.

Alongamento do tibial posterior (inversor) em decúbito dorsal com o auxílio de um terapeuta

Este alongamento aumenta a eversão do tornozelo.

1. O paciente fica em decúbito dorsal sobre uma maca de tratamento ou um *mat* no chão e everte o tornozelo esquerdo (vira a planta do pé para longe da linha média) contraindo os músculos fibulares (eversores). O tornozelo é mantido em posição neutra em relação à dorsiflexão e à flexão plantar. Isto coloca o tibial posterior esquerdo em sua amplitude máxima.
2. Segure a perna do paciente com a mão direita para estabilizá-la e coloque a mão esquerda contra o aspecto medial (lado do hálux) do pé esquerdo (Figura 5.65).
3. Oriente o paciente a tentar virar lentamente a planta do pé para dentro contra a sua mão (inversão), contraindo isometricamente o tibial posterior por 6 segundos (ver a seta força isométrica).
4. Depois da força isométrica, o paciente relaxa e inspira profundamente. Durante este instante, mantém o pé na posição inicial.
5. Ao expirar, o paciente contrai os fibulares para aumentar a eversão, aprofundando o alongamento do tibial posterior.
6. Repita duas ou três vezes.

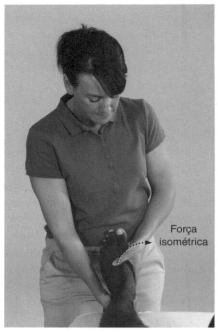

FIGURA 5.65 Alongamento do tibial posterior.

Autoalongamento do tibial posterior (inversor) na posição sentada

1. Sente-se confortavelmente no chão ou em um *mat* de alongamento, com o joelho esquerdo flexionado e o calcanhar apoiado no chão. Use os músculos da perna para rodar o tornozelo e virar o pé para fora, como se estivesse girando a planta do pé para a esquerda.
2. A partir desta posição inicial, coloque as mãos ao redor do pé e resista enquanto tenta virar o pé para dentro, contraindo isometricamente os inversores por 6 segundos (Figura 5.66). Depois da força isométrica, relaxe, inspire e, enquanto expira, use novamente os músculos para girar a planta do pé para a esquerda, aprofundando o alongamento sobre os inversores.
3. Repita duas ou três vezes.

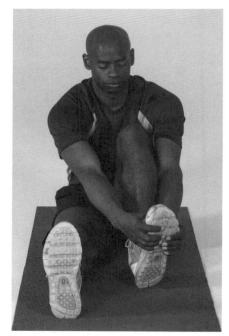

FIGURA 5.66 Autoalongamento do tibial posterior.

Capítulo **6**

Alongamentos para o Membro Superior

Este capítulo aborda os músculos do ombro, do braço e do punho. O ombro tem a maior amplitude de movimento (ADM) dentre as articulações do corpo. Serão analisados os quatro músculos do manguito rotador, os estabilizadores da escápula, outros músculos que afetam o movimento do ombro, os músculos que movem o antebraço e os músculos do punho e dos dedos.

MANGUITO ROTADOR

Anatomia

Os tendões de quatro músculos formam o manguito rotador (Figura 6.1, Tabela 6.1). Estes músculos são o subescapular, o infraespinal, o redondo menor e o supraespinal. Eles também são chamados de músculos SIRS, um mnemônico para lembrar seus nomes. Estes músculos, os principais motores do braço no ombro, também estabilizam o úmero na cavidade glenoidal da escápula durante o movimento. Os músculos SIRS produzem uma variedade de movimentos quando atuam isoladamente (quase nunca) e atuam sinergicamente para estabilizar o úmero na escápula durante as atividades.

As lesões no manguito rotador relacionadas com a prática desportiva são muito comuns e tendem a cair em duas grandes categorias: rupturas do manguito rotador ou síndrome do impacto. Um ou mais dos tendões do manguito rotador podem se lacerar como resultado de um trauma ou uso excessivo. A lesão mais comum ocorre no supraespinal. A síndrome do impacto pode ocorrer por trauma ou uso excessivo, que causa inflamação e inchaço da bolsa subacromial (bursite), inflamação do manguito rotador (tendinite) ou dege-

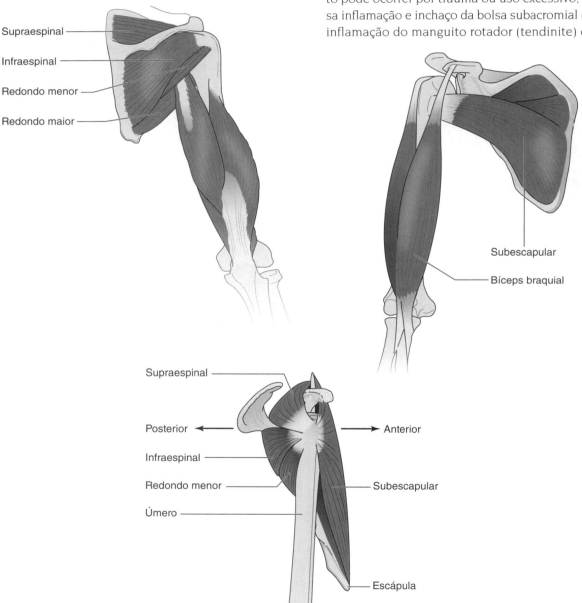

FIGURA 6.1 Músculos do manguito rotador.

TABELA 6.1 Músculos do manguito rotador

Músculo	Origem	Inserção	Ação
Infraespinal	Fossa infraespinal da escápula	Tubérculo maior do úmero (faceta média)	Rotação lateral do úmero
Subescapular	Fossa subescapular da escápula	Tubérculo menor do úmero	Rotação medial do úmero
Supraespinal	Fossa supraespinal da escápula	Tubérculo maior do úmero (faceta superior)	Estabiliza a cabeça do úmero na cavidade glenoidal. Inicia a abdução
Redondo menor	Margem superior axilar da escápula	Tubérculo maior do úmero (faceta inferior)	Rotação lateral do úmero

neração das fibras dos tendões do manguito rotador sem inflamação (tendinose). O tratamento para qualquer uma destas condições varia de acordo com as estruturas envolvidas. Em todos os casos, o alongamento sem dor dos músculos do manguito rotador é um componente importante de qualquer programa de tratamento.

Avaliação funcional

Podem-se usar movimentos ativos para avaliar a liberdade de movimento e procurar dor em todo o complexo do ombro (úmero, clavícula, escápula). A restrição na amplitude pode ser causada por hipertrofia ou hipertonia (tensão excessiva) dos músculos ou por dor. As amplitudes de movimento normais do ombro são (Figura 6.2):

Flexão = 180 graus
Extensão = 60 graus
Adução = 45 graus
Abdução = 180 graus
Rotação medial = 90 graus
Rotação lateral = 50 graus
Adução horizontal = 130 graus
Abdução horizontal = 30 graus

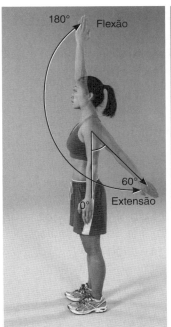
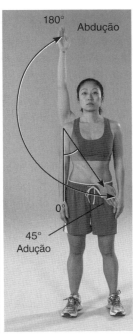
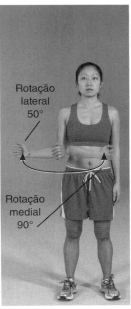
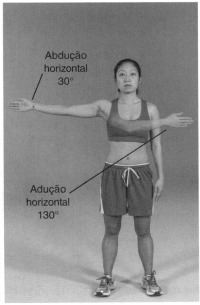

FIGURA 6.2 Amplitudes de movimento normais do ombro.

Alongamento do subescapular em decúbito dorsal sobre uma maca de tratamento com o auxílio de um terapeuta

Este alongamento melhora a rotação lateral do úmero.

1. O paciente é posicionado deitado em uma maca de tratamento com o ombro abduzido a 90 graus e o cotovelo flexionado a 90 graus. Seu braço está completamente apoiado sobre a maca para evitar o recrutamento de músculos extras, e seu ombro está rodado lateralmente tanto quanto possível. Certifique-se de que o antebraço está para fora da borda da maca se o paciente tiver ADM suficiente para fazê-lo. Esta posição coloca o subescapular em sua máxima amplitude livre de dor.
2. Ofereça resistência à contração isométrica (sem movimento) do subescapular, colocando uma mão sob o cotovelo do paciente e a outra sobre o punho (Figura 6.3).

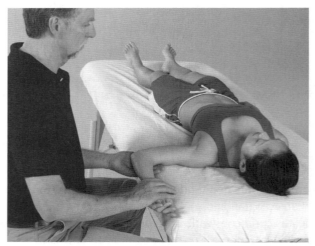

FIGURA 6.3 Alongamento do subescapular. O ombro e o cotovelo estão ambos a 90 graus, e o braço está apoiado sobre a maca.

3. Peça ao paciente que se concentre apenas em rodar o braço enquanto você o guia a começar lentamente a tentar rodar medialmente o ombro, contraindo isometricamente o subescapular durante 6 segundos. ("Tente empurrar o punho em direção ao teto.")
4. Depois da força isométrica, o paciente relaxa e inspira profundamente. Durante este período, mantém o braço na posição inicial.
5. Ao expirar, o paciente contrai o infraespinal de modo a produzir uma rotação lateral do úmero mais acentuada, intensificando o alongamento do subescapular.
6. Repita duas ou três vezes.

Alongamento do subescapular com o auxílio de um terapeuta na posição sentada

Este alongamento melhora a rotação lateral do ombro.

1. O paciente é posicionado sentado em um banco ou banquinho, com os pés firmemente apoiados no chão. Ele abduz o ombro a 90 graus, flexiona o cotovelo a 90 graus e roda lateralmente o braço tanto quanto possível. Esta posição coloca o subescapular em sua máxima amplitude livre de dor. Se esta posição causar dor na região do manguito rotador, considere realizar o alongamento com o cotovelo flexionado e mantido na lateral do corpo.
2. Assuma uma posição estável de modo a oferecer resistência à contração isométrica (sem movimento) do subescapular, colocando uma mão sob o cotovelo do paciente (em seguida, pedindo-lhe para relaxar o ombro) e a outra mão na parte interna do punho (Figura 6.4).
3. Peça ao paciente que se concentre apenas em rodar o braço enquanto você o orienta a começar lentamente a tentar rodar medialmente o úmero, contraindo isometricamente o subescapular durante 6 segundos. ("Tente rodar seu braço empurrando seu punho contra a minha mão.")
4. Depois da força isométrica, o paciente relaxa e inspira profundamente. Durante este instante, mantém o braço na posição inicial.
5. Ao expirar, o paciente contrai o infraespinal de modo a produzir uma rotação lateral do úmero mais acentuada, intensificando o alongamento do subescapular.
6. Repita duas ou três vezes.

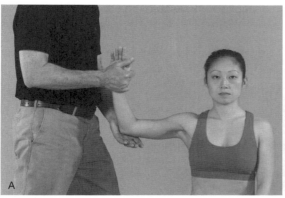
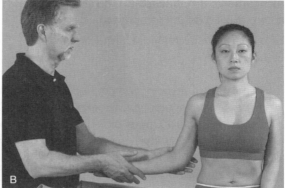

FIGURA 6.4 Alongamento do subescapular. (A) O ombro e o cotovelo estão a 90 graus, e o úmero está rodado lateralmente. (B) Braço mantido na lateral do corpo.

Autoalongamento do subescapular em pé

1. Um alongamento fácil para o subescapular pode ser feito em um espaldar de exercícios ou em uma porta. Fique em pé com o braço ao lado do corpo, o cotovelo flexionado a 90 graus e o úmero rodado lateralmente, tanto quanto possível (Figura 6.5). É útil pensar no braço como um portão que oscila para frente e para trás.
2. Use o batente da porta (ou qualquer objeto vertical fixo) para resistir à sua tentativa de "fechar o portão" (empurrar o braço em direção ao abdome). Empurre por 6 segundos, contraindo isometricamente o subescapular.
3. Alongue "abrindo mais o portão".
4. Repita duas ou três vezes.

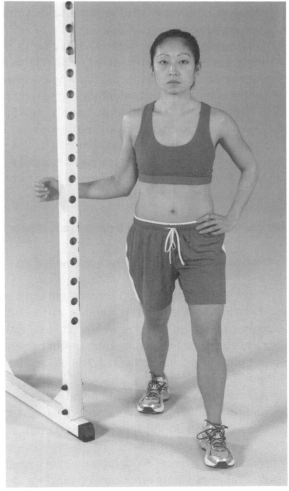

FIGURA 6.5 Autoalongamento do subescapular. Mantenha o cotovelo na lateral do corpo.

Alongamento do infraespinal e do redondo menor em decúbito ventral sobre uma maca de tratamento com o auxílio de um terapeuta

Este alongamento melhora a rotação medial do ombro.

1. O paciente é posicionado em decúbito ventral sobre uma maca com o ombro abduzido a 90 graus e o cotovelo flexionado a 90 graus. Seu ombro está rodado medialmente tanto quanto possível e seu braço está completamente apoiado sobre a maca para ajudar a prevenir o recrutamento de músculos extras. (A posição em decúbito ventral ajuda a impedir o ombro de rolar anteriormente, o que daria uma falsa impressão de amplitude em rotação medial.) Esta posição coloca o infraespinal em sua máxima amplitude livre de dor.

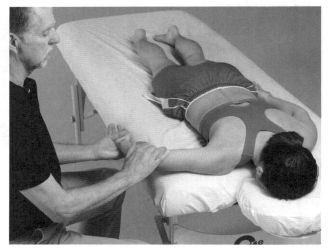

FIGURA 6.6 Alongamento do infraespinal. O ombro e o cotovelo estão ambos a 90 graus, e o braço está apoiado sobre a maca.

2. Ofereça resistência à contração isométrica do infraespinal, colocando uma mão sobre o cotovelo do paciente e a outra sob o punho (Figura 6.6).
3. Peça ao paciente que se concentre apenas em rodar o braço enquanto você o orienta a começar lentamente a tentar rodar lateralmente o ombro, contraindo isometricamente o infraespinal por 6 segundos. ("Tente empurrar o punho em direção ao chão.")
4. Depois da força isométrica, o paciente relaxa e inspira profundamente. Durante este instante, mantém o braço na posição inicial.
5. Ao expirar, o paciente contrai o subescapular de modo a produzir uma rotação lateral do úmero mais acentuada, intensificando o alongamento do infraespinal.
6. Repita duas ou três vezes.

Alongamento do infraespinal e do redondo menor na posição sentada com o auxílio de um terapeuta

Este alongamento melhora a rotação medial do úmero.

1. O paciente é posicionado sentado em um banco ou banquinho, com os pés firmemente apoiados no chão. Ele abduz o ombro a 90 graus, flexiona o cotovelo a 90 graus e roda medialmente o braço tanto quanto possível (posição de espantalho). Certifique-se de que o paciente está sentado ereto e sem rodar o ombro anteriormente, o que daria uma falsa impressão de amplitude em rotação medial. Esta posição coloca o infraespinal e o redondo menor em sua máxima amplitude livre de dor.
2. Assuma uma posição estável de modo a oferecer resistência à contração isométrica (sem movimento) do infraespinal, colocando uma mão sobre o bíceps braquial no cotovelo do paciente (em seguida, pedindo-lhe para relaxar o ombro) e a outra mão na parte dorsal do punho (Figura 6.7).
3. Peça ao paciente que se concentre apenas em rodar o braço enquanto você o orienta a começar lentamente a tentar rodar lateralmente o ombro, contraindo isometricamente o infraespinal por 6 segundos. ("Tente empurrar o punho em direção ao chão.")

4. Depois da força isométrica, o paciente relaxa e inspira profundamente. Durante este tempo, mantém o braço na posição inicial.
5. Ao expirar, o paciente contrai o subescapular de modo a produzir uma rotação medial do úmero mais acentuada, intensificando o alongamento do infraespinal.
6. Repita duas ou três vezes.

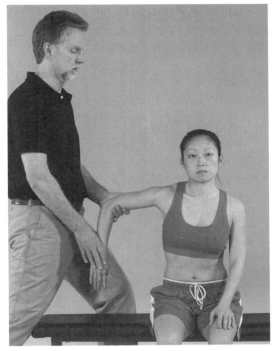

FIGURA 6.7 Alongamento do infraespinal. O ombro e o cotovelo estão ambos a 90 graus e o úmero está rodado medialmente.

Autoalongamento do infraespinal e do redondo menor em pé

1. O infraespinal pode ser um músculo difícil de autoalongar, mas a seguir é mostrada uma opção. Assuma uma posição de chave de braço (ou seja, com o braço direito atrás das costas e o cotovelo flexionado a aproximadamente 90 graus). Prenda uma faixa de alongamento a uma parte fixa de um espaldar de exercícios e fique de costas para ela (Figura 6.8).
2. Segure a faixa esticada para fornecer resistência e tente empurrar o antebraço contra as costas, contraindo isometricamente o infraespinal por 6 segundos.
3. Depois da contração isométrica, puxe o antebraço afastando-o das costas enquanto você se afasta um ou dois passos do espaldar, ainda segurando a faixa. Isto alonga o infraespinal.
4. Repita duas ou três vezes.

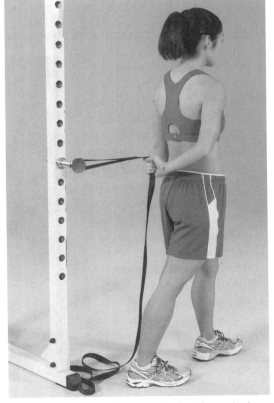

FIGURA 6.8 Autoalongamento de infraespinal.

Alongamento de supraespinal em decúbito ventral com o auxílio de um terapeuta

Este alongamento melhora a rotação medial e a adução do úmero.

1. O paciente é posicionado em decúbito ventral sobre uma maca de tratamento, com o braço direito em posição de chave de braço (isto é, com o cotovelo direito flexionado a 90 graus e o antebraço apoiado sobre a região lombar). Esta posição coloca o supraespinal em sua amplitude máxima.
2. Assuma uma posição estável que lhe possibilite estabilizar confortavelmente o topo do ombro direito e o cotovelo direito. Oriente o paciente a começar lentamente a tentar empurrar o braço lateralmente enquanto você fornece resistência a esta contração isométrica do supraespinal (ver a seta de força isométrica na Figura 6.9).

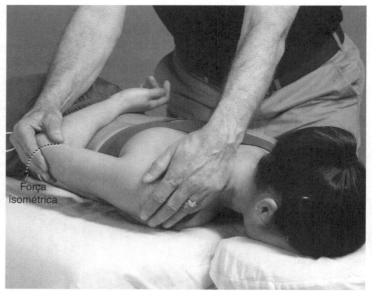

FIGURA 6.9 Alongamento do supraespinal em decúbito ventral.

3. Depois da força isométrica, o paciente relaxa e inspira profundamente. Durante este período, mantém o braço na posição inicial.
4. Enquanto expira, o paciente cruza mais os braços atrás das costas, intensificando o alongamento no supraespinal.
5. Repita duas ou três vezes.

Alongamento do supraespinal na posição sentada com o auxílio de um terapeuta

1. O paciente é posicionado sentado em um banco ou banquinho, com os pés firmemente apoiados no chão. O paciente senta-se ereto de modo a impedir o desabamento da caixa torácica e coloca o braço direito atrás das costas em uma posição de chave de braço. Esta posição coloca o supraespinal em sua amplitude máxima. Deixe o braço esquerdo pendendo relaxado na lateral do corpo.
2. Assuma uma posição estável no lado esquerdo do paciente, segure o punho direito em sua mão direita e coloque sua mão esquerda contra o braço esquerdo do paciente no cotovelo. Lembre o paciente de se sentar ereto e direcione-o lentamente a tentar afastar o braço direito lateralmente, enquanto você fornece resistência a essa contração isométrica do supraespinal (Figura 6.10).

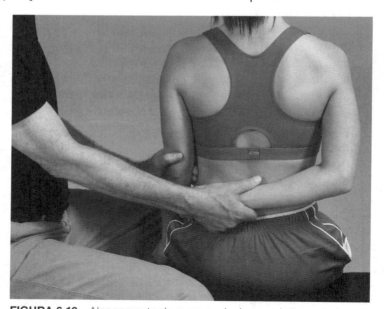

FIGURA 6.10 Alongamento do supraespinal na posição sentada.

3. Depois do esforço isométrico, o paciente relaxa e inspira profundamente. Durante este tempo, mantém o braço na posição inicial.
4. Enquanto expira, o paciente senta-se ereto e cruza mais o braço atrás das costas, intensificando o alongamento do supraespinal.
5. Repita duas ou três vezes.

Autoalongamento do supraespinal na posição sentada

1. Sente-se em um banco ou banquinho com os pés apoiados no chão. Sente-se ereto de modo a impedir o desabamento da caixa torácica e coloque o braço direito atrás das costas em uma posição de chave de braço. Esta posição coloca o supraespinal em sua amplitude máxima. Certifique-se de que isso não causa dor no ombro direito. Segure o punho direito com a mão esquerda e tente lentamente afastar lateralmente o braço direito, à medida que a mão esquerda resiste a essa contração isométrica do supraespinal direito (Figura 6.11).
2. Depois do esforço isométrico, relaxe e inspire profundamente. Durante este tempo, mantenha o braço na posição inicial.
3. Enquanto expira, sente-se ereto e cruze mais o braço atrás das costas, intensificando o alongamento do supraespinal.
4. Repita duas ou três vezes.

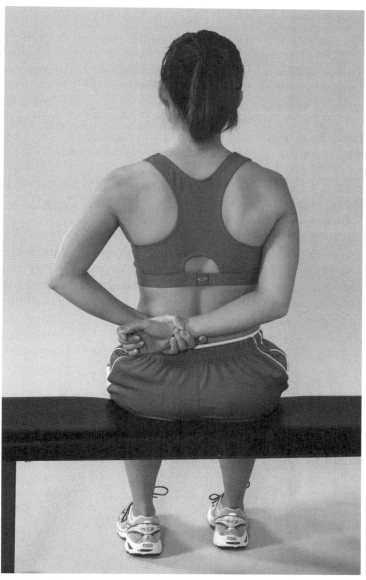

FIGURA 6.11 Autoalongamento do supraespinal na posição sentada.

ESTABILIZADORES DA ESCÁPULA

Anatomia

A capacidade de mover ou estabilizar a escápula é essencial nas atividades diárias, bem como no esporte. Os músculos escapulares (Figura 6.12, Tabela 6.2) trabalham sinergicamente com seus parceiros para assegurar um movimento suave ou uma estabilização forte, conforme necessário. Os romboides e a parte transversa do trapézio são responsáveis pelo controle da retração escapular, enquanto o serrátil anterior e o peitoral menor são responsáveis pelo controle da protração escapular. O peitoral maior e o peitoral menor contribuem para arredondar e protusar anteriormente os ombros, de modo que afetam indiretamente a posição da escápula.

- **Peitoral menor.** O peitoral menor estabiliza a escápula quando o braço está exercendo pressão para baixo (como ao andar com muletas ou fazer um exercício de flexão). Quando excessivamente tenso, pode fazer a margem inferior da escápula "ficar aberta" e também contribui para a anteriorização e o arredondamento do ombro.
- **Romboides e parte transversa do trapézio.** Embora os romboides frequentemente sejam sensíveis à palpação, geralmente estão hiperalongados, em vez de encurtados e retesados. Esta condição hiperalongada tem alta probabilidade de ocorrer em pessoas com ombros arredondados, nos quais os músculos peitorais puxam os ombros para frente. Nesta situação, seria indicado alongar os peitorais e fortalecer os romboides.
- **Serrátil anterior.** O serrátil anterior estabiliza as escápulas contra a caixa torácica quando os braços estão carregando peso. Ele também interage com os músculos romboides para posicionar as escápulas nas costas. Quando excessivamente tenso, pode contribuir para ombros arredondados ao protrair excessivamente as escápulas, o que também provoca um estresse excêntrico sobre os romboides.

Avaliação funcional

Com o paciente em pé, observe seu movimento ativo durante todos os movimentos disponíveis no ombro (ver a Figura 6.2). Preste muita atenção ao movimento bilateral das escápulas e note se há alguma restrição ao movimento, movimento desajeitado ou diferenças entre os dois lados que podem ser resultado de uma disfunção, especialmente a tensão excessiva, nos estabilizadores da escápula.

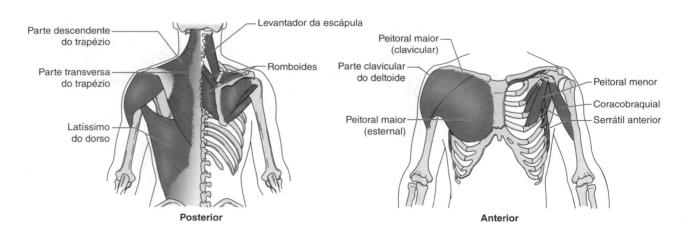

FIGURA 6.12 Músculos estabilizadores da escápula.

TABELA 6.2 Músculos estabilizadores da escápula

Músculo	Origem	Inserção	Ação
Parte transversa do trapézio	Processos espinhosos das vértebras C7 a T12	Espinha da escápula	Retrai a escápula
Peitoral menor	Superfície externa da terceira, quarta e quinta costelas, perto das junções costocondrais	Margem medial e superfície superior da ponta do processo coracoide da escápula	Protrai, deprime e roda a escápula para baixo; inclina a escápula para frente; músculo acessório da respiração: auxilia na inspiração Estabiliza a escápula mantendo-a anterior e superiormente contra a parede torácica
Romboide maior	Processos espinhosos de T2 a T5	Margem medial da escápula, desde a coluna vertebral até o ângulo inferior	Aduz, eleva e gira a escápula para baixo Ajuda a estabilizar a escápula durante os movimentos dos braços
Romboide menor	Processos espinhosos de C7-T1	Margem medial da escápula, na raiz da coluna vertebral	Aduz, eleva e gira a escápula para baixo Ajuda a estabilizar a escápula durante os movimentos do braço
Serrátil anterior	Uma série de recuos na face lateral das oito costelas superiores e fáscia Os recuos inferiores se interdigitam com o oblíquo externo do abdome	Aspecto medial da superfície costal da escápula O recuo superior se insere no ângulo superior, o segundo ao quarto recuos se inserem na margem medial, e os quatro recuos inferiores convergem para o ângulo inferior da escápula	Protrai e roda a escápula para cima

Alongamento do peitoral menor em decúbito dorsal com o auxílio de um terapeuta

Este alongamento reduz a tensão excessiva no peitoral menor e ajuda a normalizar a posição da escápula na caixa torácica.

1. O paciente é posicionado em decúbito dorsal sobre uma maca de tratamento ou um *mat* no chão. Assuma uma posição confortável e estável ao lado esquerdo do paciente e segure a mão esquerda dele com sua mão esquerda, deixando o braço do paciente apoiado na lateral do corpo dele. Esta posição possibilita que o paciente relaxe os músculos do ombro enquanto evita que o braço ressalte ao redor. Coloque a eminência tenar da sua mão direita na parte anterior do ombro do paciente. Oriente-o a tracionar o ombro em direção à superfície e a escápula caudalmente em direção aos pés. ("Coloque sua escápula no bolso de trás.") Você pode ajudar este movimento passivamente. Isso coloca o peitoral menor em sua máxima amplitude (Figura 6.13).
2. Oriente o paciente a lentamente tentar enrolar o ombro para cima em sua mão direita, contraindo isometricamente o peitoral menor por 6 segundos.
3. Depois da força isométrica, o paciente relaxa e respira. Enquanto o paciente expira, peça a ele que puxe mais uma vez o ombro em direção à superfície e a escápula para baixo com você ajudando-o delicadamente. Isto intensifica o alongamento do peitoral menor.
4. Repita duas ou três vezes.

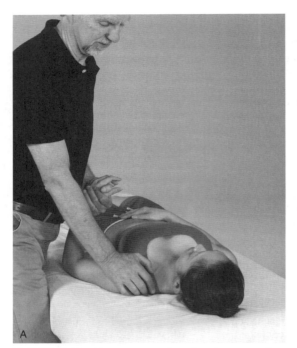 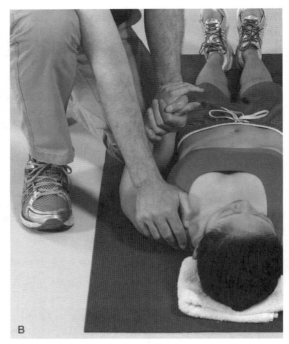

FIGURA 6.13 Alongamento do peitoral menor sobre uma maca (A) e sobre um *mat* (B).

Autoalongamento do peitoral menor em pé

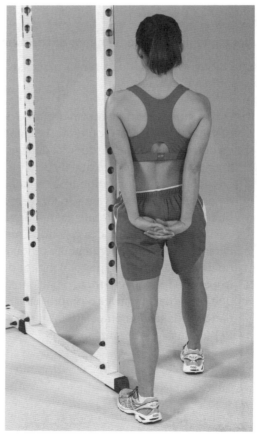

1. Fique com os pés afastados na largura dos ombros ou em uma posição de avanço com as mãos entrelaçadas atrás das costas e puxe as escápulas em direção aos pés. Esta posição coloca o peitoral menor em posição de alongamento.
2. Coloque a frente do seu ombro esquerdo contra um batente de porta ou outro apoio fixo e comece lentamente a tentar enrolar o ombro para a frente (Figura 6.14).
3. Mantenha esta contração isométrica por 6 segundos e então relaxe, respire e puxe os ombros para trás e para baixo, alongando o peitoral menor.
4. Repita duas ou três vezes.

FIGURA 6.14 Autoalongamento do peitoral menor.

Alongamento dos romboides e da parte transversa do trapézio em decúbito dorsal com o auxílio de um terapeuta

Este alongamento melhora a protração escapular (movimento da escápula afastando-se da linha média).

1. O paciente é posicionado em decúbito dorsal sobre uma maca de tratamento ou um *mat* no chão. Com o braço esquerdo flexionado no cotovelo, ele cruza o braço sobre o tórax o máximo possível. O paciente pode intensificar este movimento puxando o braço esquerdo com a mão direita. O paciente não deve rolar seu tronco para cima e para a direita, mantendo pelo menos parte da escápula em contato com a maca. Isto coloca os romboides esquerdos em sua máxima amplitude.

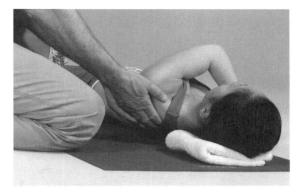

FIGURA 6.15 Alongamento dos romboides e da parte transversa do trapézio em decúbito dorsal.

2. Assuma uma posição estável e confortável de frente para o lado esquerdo do paciente. Segure sob as costas do paciente de modo que suas mãos estejam em contato firme com o corpo da escápula esquerda e seus dedos segurem sua margem medial (Figura 6.15). Peça ao paciente que comece lentamente a puxar a escápula em direção à coluna vertebral. O terapeuta fornece resistência correspondente a esta contração isométrica por 6 segundos, certificando-se de que o paciente está respirando normalmente o tempo todo. Certifique-se de que o paciente está acionando os romboides, não apenas fazendo força com o braço.
3. Depois da força isométrica, o paciente relaxa e respira. Enquanto relaxa, mantém a escápula e o braço na posição inicial.
4. Enquanto o paciente expira, peça a ele que leve seu braço além cruzando o tórax, protraindo a escápula mais longe da coluna vertebral e intensificando o alongamento dos romboides.
5. Repita duas ou três vezes.

Alongamento dos romboides e da parte transversa do trapézio em decúbito lateral sobre uma maca de tratamento com o auxílio de um terapeuta

Este alongamento melhora a protração escapular (movimento da escápula afastando-se da linha média).

1. O paciente encontra-se em decúbito lateral, com a cabeça apoiada no braço direito para ajudar a estabilizar o tronco. Ele leva o braço esquerdo para fora da lateral da maca, concentrando-se em afastar a escápula da coluna vertebral, colocando os romboides e a parte transversa do trapézio em sua máxima amplitude.
2. Fique por trás do paciente e coloque suas mãos na escápula dele de modo que seus polegares estendidos palpem a margem medial da escápula (Figura 6.16). Oriente o paciente a lentamente tentar puxar a escápula para trás em direção à coluna vertebral,

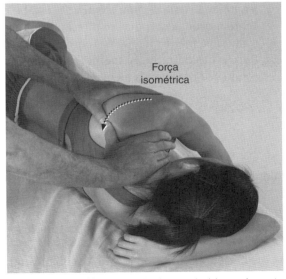

FIGURA 6.16 Alongamento dos romboides e da parte transversa do trapézio em decúbito lateral.

contraindo isometricamente os romboides e a parte transversa do trapézio por 6 segundos (ver a seta de força isométrica). Durante este instante, o foco está na escápula. O braço esquerdo do paciente deve estar relaxado.
3. Depois da força isométrica, o paciente relaxa e inspira. Enquanto expira, leva o braço mais além da borda da maca para intensificar o alongamento sobre os romboides e a parte transversa do trapézio.
4. Repita duas ou três vezes.

Alongamento dos romboides e da parte transversa do trapézio na posição sentada com o auxílio de um terapeuta

1. O paciente senta-se confortavelmente em um banco, flexiona o cotovelo e o ombro direito a 90 graus, e cruza o braço contra o tórax.
2. Assuma uma posição estável atrás do paciente que lhe possibilite segurar o cotovelo direito com a mão esquerda e colocar sua mão direita espalmada contra a margem medial da escápula (Figura 6.17).
3. Oriente o paciente a lentamente tentar puxar a escápula direita para trás em direção à coluna vertebral, contraindo isometricamente os romboides e a parte transversa do trapézio direito por 6 segundos. Durante este tempo, o foco está na escápula, em vez de em apenas empurrar com o braço direito.
4. Após a contração isométrica, o paciente relaxa, inspira profundamente e se alonga enquanto expira ao mover o braço direito cruzando o tórax. O terapeuta pode adicionar um alongamento passivo sem dor neste momento, se necessário, para superar a massa muscular do peitoral maior.
5. Repita outras duas vezes e, em seguida, alongue o lado oposto.

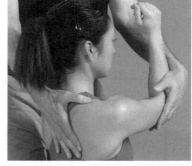

FIGURA 6.17 Alongamento dos romboides e da parte transversa do trapézio na posição sentada.

Autoalongamento de romboides e da parte transversa do trapézio na posição sentada

1. Sente-se confortavelmente em um banco. Flexione o ombro e o cotovelo a 90 graus e cruze o braço contra o tórax. Isso afasta a escápula da coluna vertebral e alonga os romboides. Use a outra mão para segurar o cotovelo, estabilizando o braço.
2. Tente mover a escápula em direção à coluna vertebral, contraindo isometricamente os romboides por 6 segundos.
3. Depois da contração isométrica, alongue os romboides movendo seu braço mais além contra o tórax (Figura 6.18).

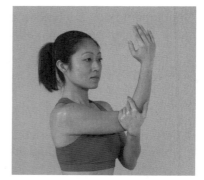

FIGURA 6.18 Autoalongamento dos romboides e da parte transversa do trapézio.

Alongamento de serrátil anterior em decúbito ventral com o auxílio de um terapeuta

Este alongamento ajuda a reduzir a tensão excessiva no serrátil anterior e contribui para o posicionamento normal da escápula na caixa torácica.

1. O paciente é posicionado em decúbito ventral sobre uma maca de tratamento ou em um *mat* no chão, com os braços soltos na lateral do corpo (isso facilita a mobilidade da escápula). Assuma uma posição estável e confortável perto da cabeça do paciente e coloque as polpas dos dedos

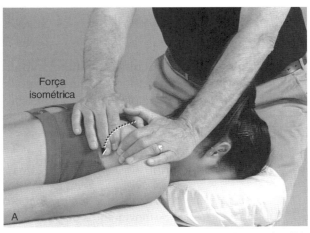
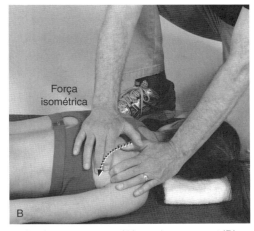

FIGURA 6.19 Alongamento do serrátil anterior em decúbito ventral sobre uma maca (A) e sobre um *mat* (B).

(não as pontas) contra a margem lateral da escápula direita (Figura 6.19). Oriente o paciente a puxar a escápula em direção à coluna vertebral (retração), enquanto o ajuda. O terapeuta pode precisar adicionar algum alongamento passivo para sobrepor a barreira de tecidos moles ao alongamento do serrátil anterior. Isto coloca o serrátil anterior em sua máxima amplitude.

2. A partir dessa posição inicial, oriente o paciente a empurrar a escápula contra seus dedos (protração), contraindo isometricamente o serrátil anterior por 6 segundos (ver a seta de força isométrica).
3. Depois da força isométrica, o paciente relaxa e respira. Enquanto expira, usa os romboides para puxar a escápula mais perto da coluna vertebral enquanto o terapeuta o ajuda. Isto intensifica o alongamento do serrátil anterior.
4. Repita duas ou três vezes.

Autoalongamento de serrátil anterior

Esta versão do alongamento de serrátil anterior requer uma rotação medial do ombro sem dor para assumir a posição inicial de chave de braço.

1. Fique em pé ou sentado e cruze o braço atrás da região lombar da coluna vertebral, com o cotovelo direito flexionado. Segure o punho direito com a mão esquerda. Use os músculos da parte superior das costas para trazer a escápula direita para mais perto da coluna vertebral. Isto estende o serrátil anterior direito (Figura 6.20).
2. A partir desta posição inicial, concentre-se em afastar a escápula da coluna vertebral (protração da escápula), em vez de afastar de você seu braço direito. Mantenha esta posição, contraindo isometricamente o músculo serrátil anterior por 6 segundos. Respire normalmente.
3. Depois desta contração isométrica, respire profundamente e, ao expirar, use os romboides para aproximar a escápula da coluna vertebral a fim de intensificar o alongamento do serrátil anterior.
4. Repita duas ou três vezes.

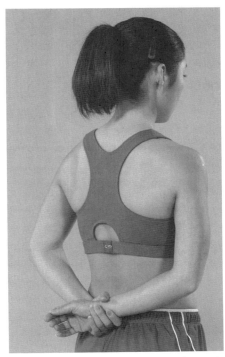

FIGURA 6.20 Autoalongamento do serrátil anterior (posição de chave de braço).

OUTROS MÚSCULOS QUE MOVEM O MEMBRO SUPERIOR

Anatomia

O peitoral maior (Figura 6.21) é um músculo largo e potente que dá forma ao tórax e é um forte motor do braço. Está dividido em duas partes: a cabeça clavicular e a cabeça esternal. Em conjunto, as duas partes auxiliam na adução, na adução horizontal e na rotação medial do úmero. A cabeça clavicular, atuando sozinha, auxilia na flexão de úmero. A cabeça esternal, atuando sozinha, estende o úmero a partir de uma posição flexionada.

O latíssimo do dorso (Figura 6.21, Tabela 6.3) faz parte da margem posterior axilar da escápula e é usado em muitas atividades nas quais o braço se move de cima para baixo, como ao cortar madeira, nadar e escalar. Embora o músculo latíssimo do dorso seja incluído como um músculo do membro superior, ele também poderia ser considerado um músculo do tronco, porque tem uma ampla conexão miofascial com a coluna lombar, o sacro e a crista ilíaca. É muitas vezes esquecido como uma fonte de dor nas costas.

Avaliação funcional

Com o paciente em pé, observe seu movimento ativo ao longo de todos os movimentos disponíveis no ombro (ver a Figura 6.2). Uma vez que esta seção é focada no peitoral maior e no latíssimo do dorso, preste muita atenção à amplitude de movimento do braço em flexão, abdução e abdução horizontal. As limitações nestes movimentos podem ser decorrentes da tensão excessiva em um ou ambos os músculos.

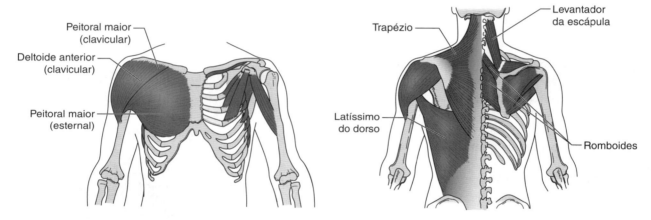

FIGURA 6.21 Outros músculos que movem o membro superior.

TABELA 6.3 Outros músculos que movem o membro superior

Músculo	Origem	Inserção	Ação
Peitoral maior	Cabeça clavicular: metade medial do aspecto anterior da clavícula Cabeça esternal: esterno e cartilagem das seis costelas superiores	Lábio lateral do sulco intertubercular do úmero	Ambas as cabeças: adução, adução horizontal e rotação medial de úmero Cabeça clavicular: flexão de braço Cabeça esternal: extensão de úmero a partir de uma posição flexionada
Latíssimo do dorso	Processos espinhosos de T7 a L5 Sacro via aponeurose lombar Crista ilíaca	Aspecto medial do sulco intertubercular do úmero	Extensão de braço a partir de uma posição flexionada Adução Depressão de ombro Auxilia na rotação medial Fornece um "bolso de colete" para o ângulo inferior da escápula, segurando-o contra as costelas

Alongamento do peitoral maior em decúbito ventral com o auxílio de um terapeuta

Alongar o peitoral maior pode melhorar a amplitude de movimento em abdução horizontal, flexão, extensão e rotação lateral do úmero, dependendo de quais fibras musculares são enfatizadas durante o alongamento. *Nota*: Ao alterar o ângulo de abdução do braço, você pode enfatizar diferentes fibras do peitoral maior. Uma abdução menor (45 graus) foca na cabeça clavicular; uma abdução maior (135 graus) foca mais nas fibras inferiores da cabeça esternocostal.

> Esta posição de alongamento não é recomendada para o paciente com uma articulação de ombro instável ou com história de luxação do ombro.

1. O paciente é posicionado em decúbito ventral sobre uma maca de tratamento, com o rosto apoiado no orifício de face da maca ou com a cabeça virada para um dos lados se não houver orifício de face disponível. O braço direito está abduzido a 90 graus e rodado lateralmente, com o cotovelo flexionado a 90 graus. O braço do paciente está apoiado sobre a maca. Fique no lado direito da maca e peça ao paciente que eleve o braço direito em direção ao teto o mais alto possível, mantendo o antebraço na posição horizontal. Enquanto o paciente eleva o braço, certifique-se de que não eleva também o esterno da maca, o que indicaria que está girando o tronco. Esta posição inicial coloca o peitoral maior direito em sua máxima amplitude livre de dor.
2. Apoie todo o antebraço e punho direito do paciente com o seu antebraço e mão direita (Figura 6.22A) ou posicione-se de modo a segurar o cotovelo com a mão esquerda e o punho com a mão direita (Figura 6.22B). Peça ao paciente que comece lentamente a tentar mover o braço para baixo e em direção ao tórax, levando primeiro o cotovelo, contraindo isometricamente o peitoral maior por 6 segundos (ver a seta de força isométrica). Durante a contração isométrica do peitoral maior, os romboides devem estar relaxados.
3. Depois da força isométrica, o paciente relaxa e inspira. Durante este tempo, mantém o braço na posição inicial.
4. Enquanto o paciente expira, peça a ele que eleve o braço mais alto, mantendo o antebraço na horizontal e o esterno sobre a maca para evitar a rotação do tronco.
5. Repita duas ou três vezes. Lembre-se que mudar o ângulo de abdução do braço enfatiza diferentes fibras do peitoral maior.

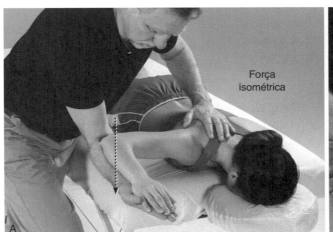 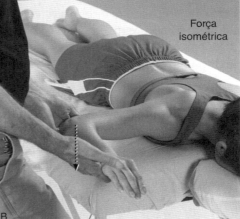

FIGURA 6.22 Alongamento do peitoral maior. (A) Apoiando todo o antebraço e punho do paciente. (B) Apoio utilizando duas mãos. Certifique-se de que o paciente não levanta o esterno da maca.

Alongamento de peitoral maior na posição sentada com o auxílio de um terapeuta

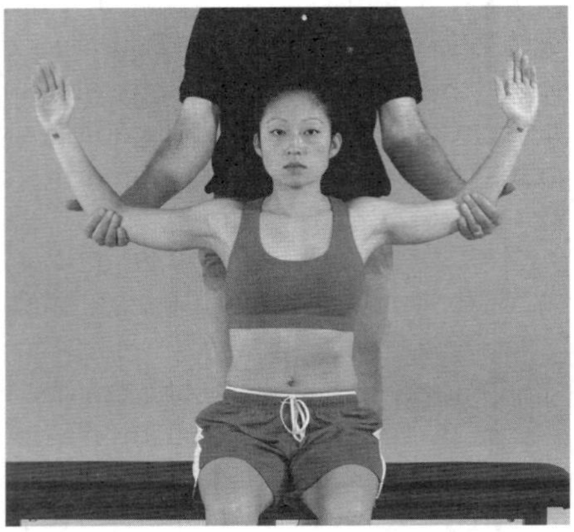

1. O paciente é posicionado sentado em um banco ou banquinho. Certifique-se de que o paciente mantém a coluna vertebral ereta e a cabeça sobre os ombros. Ao longo do procedimento de alongamento, certifique-se de que o paciente não encosta o queixo no tórax, o que imporia estresse desnecessário sobre o pescoço. O paciente abduz e roda lateralmente os ombros a 90 graus, com os cotovelos flexionados a 90 graus (posição de mãos para cima). Ele então puxa ativamente suas escápulas uma contra a outra, abduzindo horizontalmente seus braços e alongando os músculos peitorais maiores em sua máxima amplitude sem dor.
2. Fique em pé atrás do paciente e apoie os braços deles pelos cotovelos (Figura 6.23). Peça ao paciente que comece lentamente a tentar unir os braços, forçando os cotovelos (como no exercício de fortalecimento em borboleta), contraindo isometricamente o peitoral maior por 6 segundos. Durante a contração isométrica do peitoral maior, os romboides devem estar relaxados.
3. Depois da força isométrica, o paciente relaxa e inspira. Durante este tempo, mantém os braços na posição inicial.
4. Enquanto o paciente expira, peça a ele que puxe os braços para trás, mantendo os antebraços na vertical. Lembre o paciente de evitar encostar o queixo no tórax.
5. Repita duas ou três vezes. Lembre-se que mudar o ângulo de abdução do braço enfatiza diferentes fibras do peitoral maior.

FIGURA 6.23 Alongamento de peitoral maior na posição sentada.

Autoalongamento do peitoral maior em pé

Você pode realizar o autoalongamento do peitoral maior usando um espaldar de exercício, uma porta ou qualquer outra coluna vertical para fornecer resistência durante a fase isométrica. Eleve o braço mais alto ou mais baixo para alongar diferentes partes do peitoral. *Observação*: Elevar o braço mais alto contra a coluna vertical enfatizará as fibras do peitoral que se inserem no esterno. Colocar o braço mais baixo na coluna vertical enfatizará as fibras que se inserem na clavícula.

1. Fique em pé de lado para um espaldar de exercícios e coloque o antebraço contra ele. Tomando cuidado com a postura, assuma uma posição de avanço amplo com um pé à frente e outro atrás, mantendo as costas alongadas e não arqueadas. Usando os músculos da parte superior das costas, puxe o braço para trás, afastando-se da coluna vertical tão distante quanto puder; agora dê um passo ou dois à frente até que seu antebraço esteja novamente colocado contra a coluna vertical. Esta é a posição inicial (Figura 6.24).
2. Comece devagar e empurre com esforço moderado contra a coluna vertical, contraindo isometricamente o

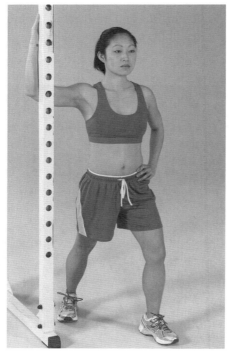

FIGURA 6.24 Autoalongamento do peitoral maior.

peitoral maior. Seu braço não está se movendo, apenas empurrando. Respire normalmente. Mantenha a pressão por 6 segundos, e então relaxe.
3. Inspire novamente e, enquanto expira, use os músculos da parte superior das costas para puxar o braço para trás, para longe da coluna vertical, na medida do possível. Isto intensifica o alongamento do peitoral maior.
4. Com o braço na posição alongada, dê um passo à frente para contatar novamente a coluna vertical e repita a sequência duas ou três vezes.

Alongamento do latíssimo do dorso em decúbito ventral com o auxílio de um terapeuta

Este alongamento, que mimetiza o "puxador frontal aberto" usado para fortalecer o latíssimo do dorso, aumenta a amplitude de movimento em flexão e rotação lateral de úmero.

1. O paciente é posicionado em decúbito ventral sobre a maca, com os braços estendidos (na posição de "Super-Homem") e rodados lateralmente (polegares para cima). Esta posição coloca o latíssimo do dorso em sua máxima amplitude.
2. Usando uma estável posição de avanço com um pé na frente do outro, segure firmemente os braços ou os punhos do paciente (Figura 6.25A). Se o paciente experimentar desconforto com a pegada de punho, segurar nos cotovelos pode ser mais confortável (Figura 6.25B). Oriente o paciente a lentamente tentar puxar os cotovelos para os lados e rodar os braços medialmente, contraindo isometricamente o latíssimo do dorso bilateralmente por 6 segundos.
3. Depois da tração isométrica, o paciente relaxa e inspira.
4. Enquanto o paciente expira, peça a ele que alcance mais adiante (afastando-se de seus pés), em direção ao teto, e incremente a rotação lateral dos braços, intensificando o alongamento do latíssimo do dorso.
5. Repita duas ou três vezes.

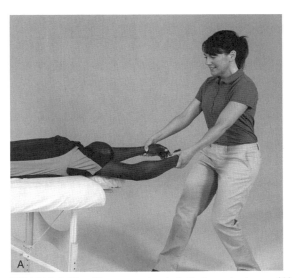
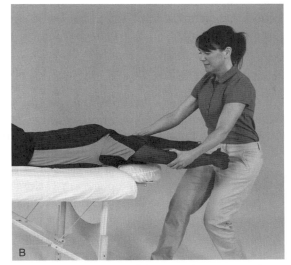

FIGURA 6.25 Alongamento do latíssimo do dorso. (A) Segurando nos punhos. (B) Segurando nos cotovelos.

Alongamento do latíssimo do dorso na posição sentada com o auxílio de um terapeuta

1. Este alongamento pode ser feito sentado ou em pé, mas a posição sentada estabiliza os quadris do paciente. Oriente o paciente a manter as costas e o pescoço eretos, movendo o braço direito e flexionando o cotovelo direito colocando a mão atrás da cabeça, em direção ao ombro esquerdo. Certifique-se de que ele não força o queixo contra o tórax enquanto assume a posição (Figura 6.26). Esta posição estende o latíssimo do dorso direito.
2. Assuma uma posição estável atrás do paciente. Coloque a mão direita contra o cotovelo direito do paciente e a mão esquerda contra o ombro esquerdo para ajudar a estabilizar. A partir desta posição inicial, direcione o paciente a tentar mover o braço direito para baixo em direção ao seu lado direito enquanto você resiste ao movimento. Mantenha esta contração isométrica do latíssimo do dorso direito por 6 segundos enquanto o paciente respira normalmente.
3. Depois da contração isométrica, oriente o paciente a alcançar seu braço direito mais à esquerda para intensificar o alongamento do latíssimo do dorso direito.
4. Repita duas ou três vezes.
5. Para intensificar ainda mais o alongamento, peça ao paciente que incline para a esquerda.

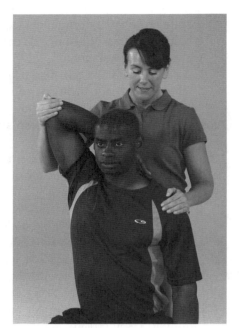

FIGURA 6.26 Alongamento do latíssimo do dorso na posição sentada com o auxílio de um terapeuta.

Autoalongamento do latíssimo do dorso em pé com uma barra de elevação

Este alongamento utiliza o seu próprio peso corporal para fornecer resistência durante a fase isométrica.

1. Com as mãos afastadas pelo menos na largura dos ombros em uma barra de elevação, assuma uma postura de avanço e vá em direção ao chão até que seus braços estejam completamente esticados acima de você e estejam sustentando seu peso (Figura 6.27). Esta posição estende o latíssimo do dorso.
2. Tente lentamente realizar uma elevação a partir desta posição. O objetivo é simplesmente acionar isometricamente o músculo latíssimo do dorso, não realizar a elevação em si. Mantenha esta contração isométrica por 6 segundos, respirando normalmente.
3. Relaxe e respire. À medida que você expira, deixe seu peso corporal cair em direção ao chão, intensificando o alongamento do latíssimo do dorso.
4. Repita duas ou três vezes.

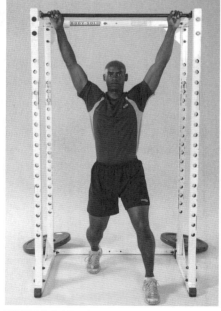

FIGURA 6.27 Autoalongamento do latíssimo do dorso em pé.

Autoalongamento do latíssimo do dorso na posição sentada

1. Este alongamento pode ser feito sentado ou em pé, mas a posição sentada estabiliza seus quadris para ajudar na biomecânica. Mantenha as costas e pescoço eretos. Flexione o cotovelo direito colocando a mão atrás da cabeça, tentando alcançar o ombro esquerdo. Pegue o cotovelo direito com a mão esquerda (Figura 6.28).
2. A partir desta posição inicial, tente mover o braço direito para baixo em direção ao lado direito, resistindo com a mão esquerda. Mantenha esta contração isométrica do músculo latíssimo do dorso direito por 6 segundos, respirando normalmente.
3. Relaxe e respire. Depois da contração isométrica, alcance o braço direito mais à esquerda para intensificar o alongamento do latíssimo do dorso direito.
4. Repita duas ou três vezes.
5. Para intensificar ainda mais o alongamento, flexione lateralmente para a esquerda.

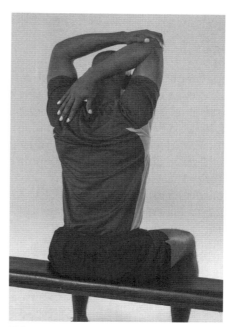

FIGURA 6.28 Autoalongamento do latíssimo do dorso na posição sentada.

COTOVELO: BÍCEPS BRAQUIAL E TRÍCEPS BRAQUIAL

Anatomia

O bíceps braquial é um músculo biarticular de duas cabeças. Cruza o ombro e o cotovelo e atua em ambos. Primariamente, o bíceps braquial auxilia na flexão de ombro, flexão de cotovelo e supinação de antebraço. O biarticular tríceps braquial é um músculo de três cabeças. Cruza o ombro e o cotovelo e atua em ambos. Sua principal ação é a extensão de cotovelo. A cabeça longa auxilia na extensão de úmero. Isto é ilustrado e discutido na Figura 6.29 e na Tabela 6.4.

Avaliação funcional

A flexão de cotovelo pode ser limitada pela massa muscular do aspecto anterior do braço ou por um tríceps hipertrofiado. Em geral, o paciente deve ser capaz de flexionar o cotovelo o suficiente para tocar a frente do ombro. A amplitude de movimento normal no cotovelo (Figura 6.30) é a seguinte:

Flexão = 150 graus
Extensão = 0 graus

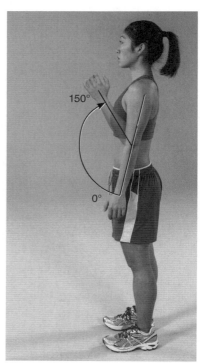

FIGURA 6.30 Flexão-extensão normal do cotovelo.

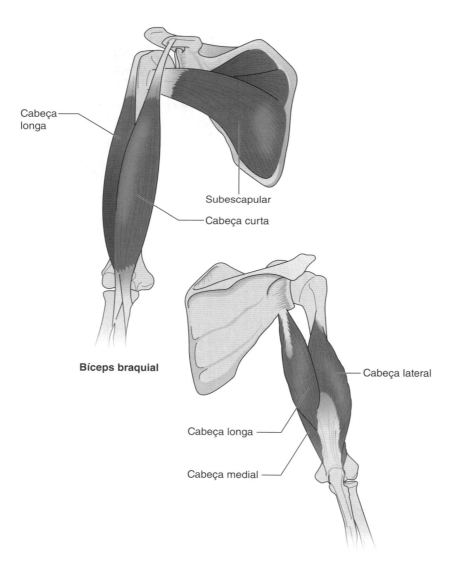

FIGURA 6.29 Músculos bíceps braquial e tríceps braquial.

TABELA 6.4 Músculos bíceps braquial e tríceps braquial

Músculo	Origem	Inserção	Ação
Bíceps braquial	Cabeça longa: tubérculo no aspecto superior da cavidade glenoidal Cabeça curta: processo coracoide	Tuberosidade radial e aponeurose bicipital	Flexão de cotovelo e de ombro Supinação de antebraço A cabeça longa auxilia na abdução A cabeça curta auxilia na adução Ajuda a estabilizar o úmero na cavidade glenoidal ao levantar ou carregar peso
Tríceps braquial	Cabeça longa: tubérculo infraglenoidal da escápula Cabeça lateral: superfície posterolateral do úmero proximal Cabeça medial: dois terços inferiores do úmero posteromedial	Olécrano da ulna	Extensão de cotovelo Apenas a cabeça longa: extensão de úmero

Alongamento do bíceps braquial em decúbito dorsal com o auxílio de um terapeuta

Este alongamento melhora a amplitude em extensão de cotovelo e de ombro.

1. O paciente é posicionado em decúbito dorsal com o ombro esquerdo na borda da maca para assegurar a amplitude de movimento total do ombro. O cotovelo esquerdo está estendido e o ombro está na máxima extensão possível. O antebraço está em posição neutra, nem supinado nem pronado (a palma está voltada para dentro). Esta posição coloca o bíceps braquial em sua amplitude máxima.
2. Ofereça resistência à contração isométrica do bíceps braquial colocando sua mão direita contra o antebraço esquerdo do paciente. Use sua mão esquerda para estabilizar o ombro do paciente (Figura 6.31).

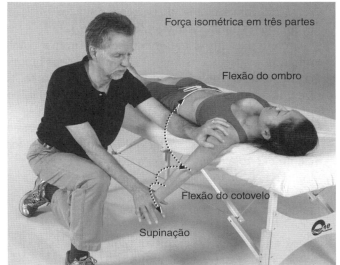

FIGURA 6.31 Alongamento do bíceps braquial em decúbito dorsal.

3. Oriente o paciente a lentamente tentar flexionar o ombro esquerdo e o cotovelo e supinar o antebraço, contraindo isometricamente o bíceps braquial por 6 segundos (ver as setas de força isométrica). ("Tente virar o antebraço, flexionar o cotovelo e levantar o braço em direção ao teto.")
4. Depois da força isométrica, o paciente relaxa e inspira profundamente. Durante este instante, o braço pode cair em direção ao chão ou ser mantido na posição inicial.
5. Enquanto expira, o paciente contrai o tríceps braquial para estender o braço mais distante, intensificando o alongamento do bíceps braquial.
6. Repita duas ou três vezes.

Alongamento do bíceps braquial na posição sentada com o auxílio de um terapeuta

Este alongamento melhora a amplitude em extensão de cotovelo e de ombro.

1. O paciente é posicionado sentado em um banco ou banquinho, com os pés firmemente apoiados no chão. Ele se senta ereto e, com o cotovelo esquerdo estendido, leva o braço atrás o máximo possível, sem rolar o ombro para a frente. Ele prona o antebraço (a palma da mão voltada para trás). Esta posição coloca o bíceps braquial em sua amplitude máxima.
2. Assuma uma posição estável de modo a oferecer resistência à contração isométrica do bíceps braquial, colocando sua mão direita sobre a frente do cotovelo esquerdo do paciente e sua mão esquerda no punho do paciente (Figura 6.32).
3. Oriente o paciente a lentamente tentar supinar o antebraço e flexionar o ombro e cotovelo esquerdos, contraindo isometricamente o bíceps braquial por 6 segundos. ("Tente virar o antebraço, flexionar o cotovelo e puxar o braço para frente.")
4. Depois da força isométrica, o paciente relaxa e inspira profundamente. Durante este período, mantém o braço na posição inicial.
5. Ao expirar, o paciente contrai o tríceps braquial para estender mais o ombro e pronar mais o antebraço, se possível intensificando o alongamento do bíceps braquial. Certifique-se de que o paciente não rola o ombro para a frente.
6. Repita duas ou três vezes.

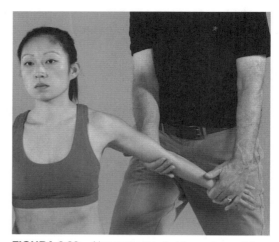

FIGURA 6.32 Alongamento do bíceps braquial na posição sentada.

Autoalongamento de bíceps braquial

O bíceps braquial pode ser um músculo difícil de autoalongar, mas isso pode ser feito.

1. Encontre uma superfície horizontal, como uma grade, uma barra de dança ou o espaldar de uma cadeira. Você também pode usar a maçaneta de uma porta fechada. Fique em pé (ou ajoelhe-se) com o cotovelo estendido e a palma da mão voltada para dentro e estenda o braço atrás de você o máximo possível, mantendo o tronco ereto. Coloque o antebraço no objeto horizontal ou segure na maçaneta da porta (Figura 6.33).
2. A partir desta posição inicial, tente empurrar a mão em direção ao chão (flexão de ombro e cotovelo), contraindo isometricamente o bíceps braquial por 6 segundos.
3. Depois da fase isométrica, estenda o braço para trás mais além. Você pode precisar se ajoelhar para posicionar-se adequadamente para este alongamento.
4. Repita duas ou três vezes.

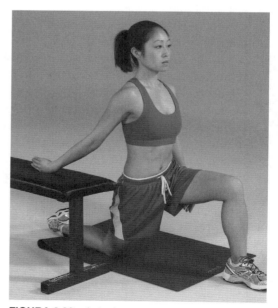

FIGURA 6.33 Autoalongamento do bíceps braquial.

Alongamento de tríceps braquial em decúbito ventral com o auxílio de um terapeuta

Este alongamento melhora a flexão de ombro com o cotovelo flexionado.

1. O paciente é posicionado em decúbito ventral com a cabeça apoiada no orifício de face da maca ou virada para um dos lados. Ele flexiona o ombro e o cotovelo direitos e leva a mão em direção à escápula, mantendo o braço o mais perto possível da orelha. A parte plana do cotovelo (úmero posterior) aponta para o chão, não para o lado. Isso coloca o tríceps braquial em sua máxima amplitude.
2. Assuma uma posição de avanço confortável e estável, que lhe possibilite colocar a mão contra o cotovelo posterior do paciente (Figura 6.34) e peça-lhe que comece a empurrar lentamente contra você, tentando mover o cotovelo em direção ao chão, contraindo isometricamente o tríceps braquial por 6 segundos.

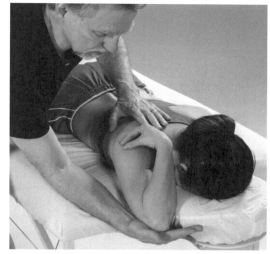

FIGURA 6.34 Alongamento de tríceps braquial em decúbito ventral.

3. Depois da força isométrica, o paciente relaxa e inspira. Durante este tempo, mantém o braço na posição inicial.
4. Enquanto o paciente expira, peça a ele que tente descer mais a mão pelas costas, mantendo o braço perto da orelha, intensificando o alongamento do tríceps braquial.
5. Repita a sequência mais duas ou três vezes.

Alongamento de tríceps braquial na posição sentada com o auxílio de um terapeuta

Este alongamento melhora a flexão de ombro com o cotovelo flexionado.

1. O paciente é posicionado sentado em um banco ou banquinho, com os pés firmemente apoiados no chão. Ele se senta ereto e flexiona o ombro e o cotovelo direitos e os leva em direção à escápula, mantendo o braço o mais perto possível de sua orelha. A parte plana do cotovelo (úmero posterior) aponta para a frente, não para o lado. Isto coloca o tríceps braquial em sua máxima amplitude.
2. Assuma uma posição estável. Coloque a mão direita contra o cotovelo do paciente e a mão esquerda contra o aspecto posterior do ombro para ajudar a estabilizá-lo (Figura 6.35). Oriente o paciente a começar a empurrar lentamente o cotovelo contra sua mão direita, tentando mover o cotovelo em direção ao chão, contraindo isometricamente o tríceps braquial por 6 segundos.

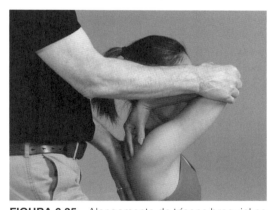

FIGURA 6.35 Alongamento de tríceps braquial na posição sentada.

3. Depois da força isométrica, o paciente relaxa e inspira. Durante este instante, mantém o braço na posição inicial.
4. Enquanto o paciente expira, peça a ele que tente descer mais a mão pelas costas, mantendo o braço perto da orelha, intensificando o alongamento do tríceps braquial.
5. Repita a sequência mais duas ou três vezes.

Autoalongamento de tríceps braquial

1. Permaneça em pé, mantendo as costas e o pescoço alongados. Este alongamento também pode ser feito na posição sentada.
2. Flexione o ombro e o cotovelo direitos tentando tocar a mão direita na escápula direita. Mantenha o braço o mais perto possível da sua orelha, com a parte plana do cotovelo apontando para a frente, não para o lado. Isso coloca o tríceps em sua máxima amplitude.
3. Você fornece resistência isométrica a este alongamento usando seu outro braço e mão, como mostrado na foto (Figura 6.36). Certifique-se de manter o seu pescoço ereto enquanto você faz o movimento. Mantenha a contração por 6 segundos, respirando normalmente.
4. Depois da força isométrica, relaxe, inspire profundamente e, ao expirar, tente descer mais a mão pelas costas. Certifique-se de manter a coluna vertebral (parte inferior das costas e pescoço) ereta durante este alongamento para obter melhores resultados.
5. Repita duas ou três vezes.

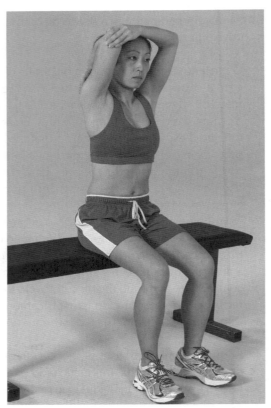

FIGURA 6.36 Autoalongamento do tríceps braquial. Evite arquear a região lombar.

PUNHO E MÃO

Jogadores de beisebol, jogadores de raquetebol, músicos, balconistas de mercearia e digitadores comumente têm hipertrofia dos músculos do punho e do antebraço. Manter uma boa amplitude de movimento no punho pode ajudar a reduzir o risco de tendinite por uso excessivo ou lesões por estresse repetitivo, como a síndrome do túnel do carpo. Como os músculos do punho são usados extensivamente nas atividades diárias, mesmo os atletas de "esportes de perna" apreciarão alongar estes músculos.

Anatomia

Três músculos principais flexionam o punho: flexor radial do carpo, flexor ulnar do carpo e palmar longo (Figura 6.37, Tabela 6.5). Sua origem comum no epicôndilo medial é o local de ocorrência do cotovelo de golfista, uma lesão por estresse repetitivo. No outro lado do antebraço, três músculos principais estendem o punho: extensor radial longo do carpo, extensor radial curto do carpo e extensor ulnar do carpo. Sua origem comum no epicôndilo lateral é o principal local de ocorrência do cotovelo de tenista, uma lesão por estresse repetitivo comum em esportes de raquete.

- **Cotovelo de tenista e cotovelo de golfista.** O cotovelo de tenista e o cotovelo de golfista são apelidos para lesões por estresse repetitivo dos tendões extensores e flexores do punho em suas inserções comuns no cotovelo. O cotovelo de tenista se refere à epicondilite lateral. A dor é sentida na parte externa do cotovelo. O cotovelo de golfista se refere à epicondilite medial. A dor é sentida na parte interna do cotovelo. Se a dor está presente, mas não há inflamação, esta condição é mais precisamente chamada de epicondilose. Estas condições geralmente são resultado do estresse repetitivo, mas podem ocorrer a partir de um trauma agudo. As lesões repetitivas podem resultar de segurar ou espremer algo na mão durante o movimento do cotovelo, como no tênis ou no golfe, ou de movimentos repetitivos dos dedos, como na digitação ou ao tocar piano. Além das atividades terapêuticas prescritas pelo médico, estas condições podem melhorar adicionando massagem terapêutica e alongamento livre de dor dos músculos flexores e extensores do punho e dos dedos.
- **Síndrome do túnel do carpo.** A síndrome do túnel do carpo é uma condição dolorosa causada pelo

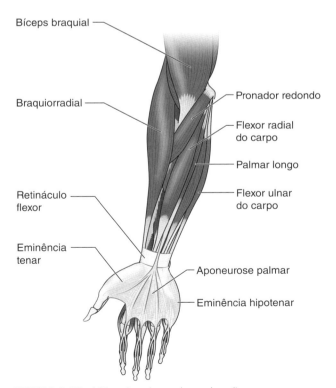
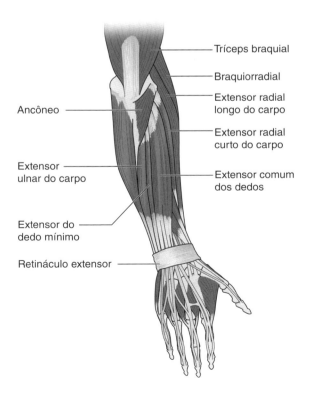

FIGURA 6.37 Músculos do punho e da mão.

TABELA 6.5 Músculos do punho e da mão

Músculo	Origem	Inserção	Ação
Flexores de punho			
Flexor radial do carpo	Epicôndilo medial do úmero	Base do segundo e terceiro metacarpos	Flexão e abdução de punho
Flexão ulnar do carpo	Epicôndilo medial do úmero e aspecto posterior da ulna proximal	Pisiforme, hamato e base do quinto metacarpo	Flexão e adução de punho
Palmar longo (às vezes ausente)	Epicôndilo medial do úmero	Aponeurose palmar	Auxilia na flexão de punho
Extensores de punho			
Extensor radial curto do carpo	Epicôndilo lateral do úmero	Base do terceiro metacarpo	Extensão de punho
Extensor radial longo do carpo	Epicôndilo lateral e crista supraepicondilar lateral do úmero	Base do segundo metacarpo	Extensão e abdução de punho
Extensor ulnar do carpo	Epicôndilo lateral do úmero e aspecto posterior da ulna proximal	Base do quinto metacarpo	Extensão e adução de punho

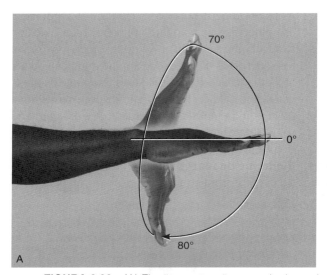 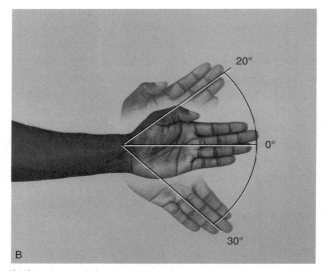

FIGURA 6.38 (A) Flexão e extensão normais do punho. (B) Desvios radial e ulnar normais.

aprisionamento do nervo mediano no punho no ponto em que ele passa pelo túnel do carpo. Os sintomas podem incluir dores e dormência na mão afetada; dificuldade para segurar ou prender objetos; deixar coisas caírem no chão; e dor no antebraço, palma da mão ou dedos (ou mais de um deles). A lista de possíveis causas da síndrome do túnel do carpo é longa. Estas podem incluir o uso repetitivo, especialmente de um teclado; atividade física que requer que se segure firmemente um objeto como um bastão, uma raquete de tênis, tacos de golfe ou semelhante; ou dormir com o punho cerrado e o punho curvado. Esta condição pode ser ainda mais complicada por fatores adicionais como a síndrome do desfiladeiro torácico, o mau alinhamento postural ou a instabilidade articular. Além das atividades terapêuticas prescritas pelo médico, estas condições podem melhorar adicionando-se massagem terapêutica e alongamento livre de dor dos músculos flexores e extensores do punho e dos dedos.

Avaliação funcional

A limitação na amplitude de movimento do punho é incomum, a menos que ele tenha sido imobilizado por algum motivo. A amplitude de movimento normal, medida com o punho em posição neutra (Figura 6.38), é a seguinte:

Flexão = 80 graus
Extensão = 70 graus
Desvio ulnar (adução) = 30 graus
Desvio radial (abdução) = 20 graus

Alongamento de flexores de punho e dedo em decúbito dorsal com o auxílio de um terapeuta

Este alongamento aprimora a extensão de punho e de dedos.

1. O paciente é posicionado em decúbito dorsal com o cotovelo esquerdo estendido, braço apoiado sobre a maca se possível, e punho e dedos estendidos o máximo possível. Certifique-se de que a maca não bloqueia a extensão total do punho. Isto coloca os flexores de punho (e dedos) esquerdos em sua máxima amplitude sem dor.
2. Coloque a palma e os dedos da mão direita sobre a palma e os dedos da mão esquerda do paciente, combinando o polegar com o polegar e os dedos com os dedos. Sua outra mão estabiliza o punho e o antebraço do paciente (Figura 6.39).
3. Oriente o paciente a lentamente tentar flexionar o punho e os dedos (incluindo o polegar), contraindo isometricamente os flexores por 6 segundos.
4. Depois da força isométrica, o paciente relaxa e inspira. Durante este tempo, mantém o punho e os dedos na posição inicial.
5. Ao expirar, o paciente contrai os extensores de punho e dedos, intensificando o alongamento dos flexores de punho. Você pode delicadamente ajudar a intensificar o alongamento empurrando os dedos do paciente.
6. Repita duas ou três vezes.

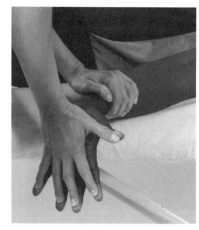

FIGURA 6.39 Alongamento de flexores de punho e dedos.

Autoalongamento de flexores de punho e dedos na posição sentada

1. Para alongar os flexores de punho, sente-se confortavelmente com o braço direito na sua frente, com o cotovelo, punho e dedos estendidos, tanto quanto possível. Isto coloca os flexores de punho (e dedos) direitos em sua máxima amplitude livre de dor.
2. Coloque a palma e os dedos da mão esquerda sobre a palma, os dedos e o polegar da mão direita (Figura 6.40). Comece lentamente a tentar flexionar o punho e os dedos (incluindo o polegar)

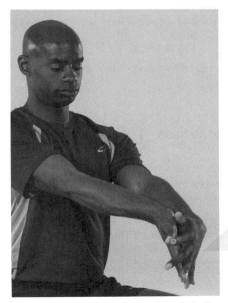
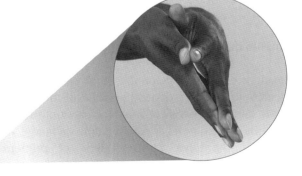

FIGURA 6.40 Autoalongamento de flexores de punho e dedos.

contra a resistência da mão esquerda, contraindo isometricamente os flexores de punho direito por 6 segundos.
3. Depois da força isométrica, relaxe e inspire, mantendo o punho e os dedos na posição inicial. À medida que você expira, contraia os extensores de punho e dedo direitos, intensificando o alongamento dos flexores de punho. Você pode delicadamente ajudar a intensificar o alongamento empurrando os dedos.
4. Repita duas ou três vezes.

Alongamento de extensores de punho e dedos em decúbito dorsal com o auxílio de um terapeuta

Este alongamento aprimora a flexão de punho e dedos.

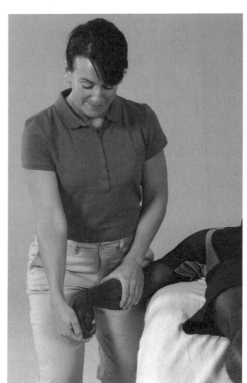

1. O paciente é posicionado em decúbito dorsal com o cotovelo direito estendido, o braço apoiado sobre a maca. O paciente enrola o polegar na palma da mão e depois flexiona o punho e os dedos cerrando o punho em torno do polegar. Certifique-se de que a maca não está bloqueando a flexão total de punho. Isso colocará os extensores de punho (e dedos) direitos em sua máxima amplitude livre de dor. O paciente deve flexionar completamente o punho e, em seguida, curvar os dedos, tanto quanto possível. Curvar os dedos antes limitaria a flexão de punho, e o objetivo principal é maximizar a flexão de punho.
2. Envolva a mão direita sobre o punho do paciente, combinando dedo com dedo. Sua outra mão estabiliza o punho e o antebraço do paciente (Figura 6.41).
3. Oriente o paciente a lentamente tentar estender o punho e os dedos (incluindo o polegar), contraindo isometricamente os extensores por 6 segundos.
4. Depois da força isométrica, o paciente relaxa e inspira. Durante este tempo, mantém o punho e os dedos na posição inicial.

FIGURA 6.41 Alongamento de extensores de punho e dedos.

5. Ao expirar, o paciente contrai os flexores de punho e dedos para intensificar o alongamento dos flexores. Você pode delicadamente ajudar a intensificar o alongamento empurrando os dedos do paciente.
6. Repita duas ou três vezes.

Autoalongamento de extensores de punho e dedos na posição sentada

1. Para alongar os extensores de punho, sente-se confortavelmente com o braço direito na sua frente, com cotovelo, punho e dedos flexionados, tanto quanto possível. Isto coloca os extensores de punho (e dedos) direitos em sua máxima amplitude livre de dor. Primeiro, flexione completamente o punho, role o polegar para a palma da mão e, em seguida, enrole os dedos ao redor do polegar o máximo possível. Curvar os dedos em primeiro lugar limitaria a flexão de punho, e o principal objetivo é maximizar essa flexão.
2. Envolva a mão esquerda em torno da direita para fornecer resistência e, em seguida, comece lentamente a tentar estender o punho e os dedos (incluindo o polegar), contraindo isometricamente os extensores por 6 segundos (Figura 6.42).

3. Depois da força isométrica, relaxe e inspire, mantendo o punho e os dedos na posição inicial. Ao expirar, contraia os flexores de punho e dedos direitos, intensificando o alongamento nos extensores.
4. Repita duas ou três vezes.

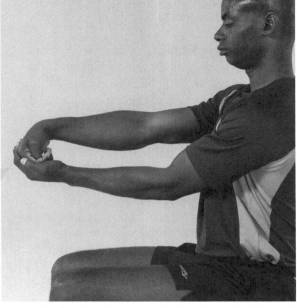
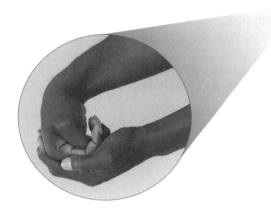

FIGURA 6.42 Autoalongamento de extensores de punho e dedos.

PRONADORES E SUPINADOR DE ANTEBRAÇO

Anatomia

Os pronadores e o supinador (Figura 6.43, Tabela 6.6) frequentemente são ignorados como fontes de dor.

- **Pronadores de antebraço.** A disfunção no pronador redondo pode mimetizar a dor da epicondilite medial (cotovelo do golfista) e pontos-gatilho neste músculo irradiam para o aspecto radial do punho, levando algumas pessoas a autodiagnosticar a síndrome do túnel do carpo. A síndrome do pronador redondo é causada pela compressão do nervo mediano. É caracterizada por dormência na distribuição do nervo mediano, dores incômodas no antebraço e fraqueza na mão. Quando ambos os pronadores estão hipertrofiados, os antebraços em repouso tendem a permanecer pronados.
- **Supinador de antebraço.** O supinador pode mimetizar a dor da epicondilite lateral (cotovelo de tenista). O supinador pode ser lesionado como resultado do estresse excêntrico excessivo imposto sobre ele, especialmente durante atividades em que o cotovelo é mantido estendido, como ao realizar um *backhand* no tênis, carregar uma mala pesada ou mesmo segurar a guia ao caminhar com o cachorro. O nervo radial passa entre as partes superficial e profunda do supinador, e o aprisionamento do nervo geralmente é caracterizado por fraqueza, em vez de dor.

Avaliação funcional

A amplitude de movimento normal, medida com o punho em posição neutra (Figura 6.44), é a seguinte:

Pronação = 90 graus
Supinação = 90 graus

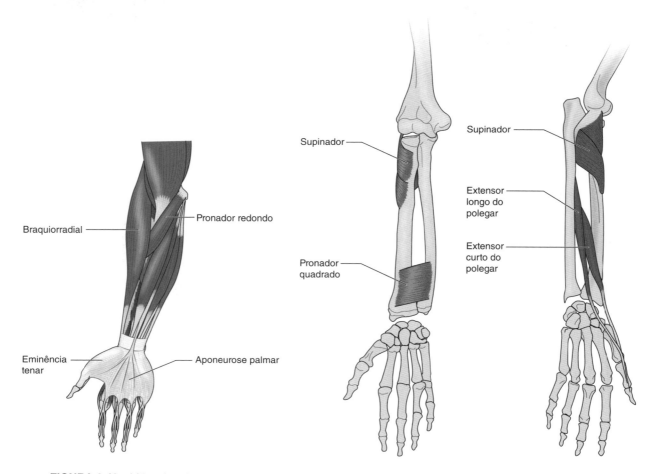

FIGURA 6.43 Músculos do antebraço.

TABELA 6.6 Músculos do antebraço

Músculo	Origem	Inserção	Ação
Pronador quadrado	Aspecto anterior do quarto distal da ulna	Aspecto anterior do quarto distal do rádio	Principal pronador do antebraço
Pronador redondo	Aspecto medial do processo coronoide da ulna e do epicôndilo medial do úmero	Meio caminho ao longo da superfície lateral do rádio	Pronação do antebraço (secundário ao pronador quadrado) e fraca flexão de cotovelo
Supinador	Epicôndilo lateral do úmero, ligamentos colateral radial e anular do cotovelo, crista do músculo supinador e fossa da ulna	Aspecto lateral do terço proximal do rádio	Supinação do antebraço quando o cotovelo está estendido Auxilia na flexão quando o cotovelo já está flexionado e o antebraço, supinado

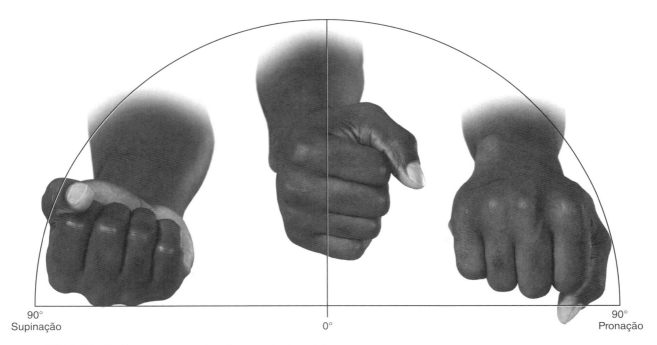

90°
Supinação 0° 90°
Pronação

FIGURA 6.44 Pronação e supinação normais do antebraço.

Alongamento do supinador de antebraço em decúbito dorsal com o auxílio de um terapeuta

Este alongamento aprimora a pronação do antebraço.

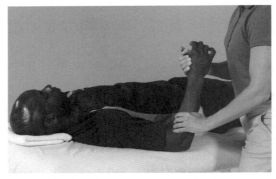

FIGURA 6.45 Alongamento do supinador.

1. O paciente é posicionado em decúbito dorsal sobre uma maca de tratamento ou um *mat* no chão, com o braço direito solto na lateral do corpo e o cotovelo flexionado a 90 graus, de modo que fica fácil para o terapeuta ficar em pé ou ajoelhar-se ao lado do paciente e segurar seu punho. O paciente prona o antebraço direito (palma da mão roda para baixo) tanto quanto possível. Isto coloca o supinador em sua máxima amplitude livre de dor.
2. Assuma uma posição estável que lhe possibilite apoiar confortavelmente o antebraço com uma mão, e o punho e a mão do paciente com sua outra mão, tendo cuidado para manter o punho em posição neutra, nem flexionado nem estendido, para evitar estresse indevido sobre a articulação (Figura 6.45). A pegada do terapeuta deve abranger o punho de proximal para distal a fim de minimizar qualquer estresse em torção sobre a articulação.
3. Oriente o paciente a tentar supinar lentamente seu antebraço (virar a palma da mão para cima), contraindo isometricamente o supinador por 6 segundos.
4. Depois da força isométrica, o paciente relaxa e inspira. Durante este instante, mantém seu antebraço na posição inicial.
5. Ao expirar, o paciente contrai os pronadores para intensificar o alongamento do supinador. Você pode delicadamente ajudar a intensificar o alongamento adicionando um pouco de pronação passiva.
6. Repita duas ou três vezes.

Autoalongamento do supinador de antebraço na posição sentada

1. Sente-se confortavelmente flexionando o tronco para frente a fim de apoiar os antebraços sobre as coxas. Flexione o cotovelo esquerdo e rode o antebraço esquerdo de modo que a palma da mão fique voltada para baixo (pronação). Esta posição estende os supinadores.
2. Envolva a mão direita sobre a esquerda para que os dedos da mão direita possam segurar o lado ulnar (do dedo mínimo) da mão e do punho esquerdos (Figura 6.46).

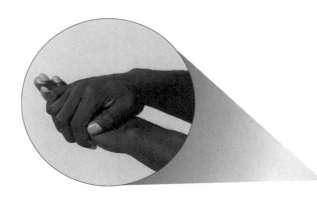
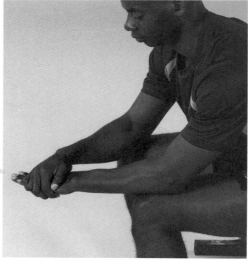

FIGURA 6.46 Autoalongamento do supinador.

3. A partir desta posição inicial, comece lentamente a tentar rodar o antebraço como se virasse a palma da mão para cima (supinação), contraindo isometricamente o supinador por 6 segundos. Após a contração, relaxe e inspire.
4. Ao expirar, gire o antebraço, virando a palma para baixo, para intensificar o alongamento do supinador.
5. Repita duas ou três vezes.

Alongamento dos pronadores de antebraço em decúbito dorsal com o auxílio de um terapeuta

Este alongamento melhora a amplitude de movimento em supinação.

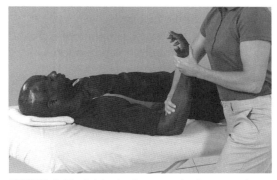

FIGURA 6.47 Início do alongamento dos pronadores.

1. O paciente é posicionado em decúbito dorsal sobre uma maca de tratamento ou um *mat* no chão, com o braço direito solto na lateral do corpo e o cotovelo flexionado a 90 graus, de modo que fica fácil para o terapeuta ficar em pé ou ajoelhar-se ao lado do paciente e segurar seu punho. O paciente supina o antebraço direito (roda a palma da mão para cima) tanto quanto possível. Isto coloca os pronadores em sua máxima amplitude livre de dor.
2. Assuma uma posição estável que lhe possibilite ficar confortavelmente de frente para o paciente. Apoie o antebraço dele com sua mão direita. Com a mão esquerda, segure a mão e o punho dele. (Apoiar o punho em posição neutra ajuda a evitar estresse indevido sobre os ossos do carpo – Figura 6.47.) Sua pegada deve recobrir o punho de proximal para distal a fim de minimizar qualquer tensão em torção sobre a articulação.
3. Oriente o paciente a lentamente tentar pronar o antebraço (virar a palma da mão para baixo), contraindo isometricamente os pronadores por 6 segundos.
4. Depois da força isométrica, o paciente relaxa e inspira. Durante este instante, mantém seu antebraço na posição inicial.
5. Ao expirar, o paciente supina o antebraço para intensificar o alongamento dos pronadores. Você pode delicadamente ajudar a intensificar o alongamento adicionando um pouco de supinação passiva.
6. Repita duas ou três vezes.

Autoalongamento de pronadores de antebraço na posição sentada

1. Sente-se confortavelmente flexionando o tronco para frente a fim de apoiar os antebraços sobre as coxas. Flexione o cotovelo esquerdo e rode o antebraço esquerdo de modo que a palma da mão fique voltada para cima. Esta posição estende os pronadores. Envolva a mão direita sob a esquerda para que os dedos da mão direita possam segurar o lado radial (do polegar) da mão e do punho esquerdos (Figura 6.48).
2. A partir desta posição inicial, comece lentamente a tentar rodar o antebraço de volta para a esquerda (pronação), contraindo isometricamente os pronadores por 6 segundos. Depois da contração, relaxe e inspire.
3. Ao expirar, contraia os supinadores girando o antebraço mais para a esquerda a fim de intensificar o alongamento nos pronadores.
4. Repita duas ou três vezes.

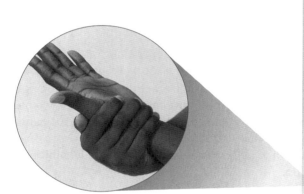
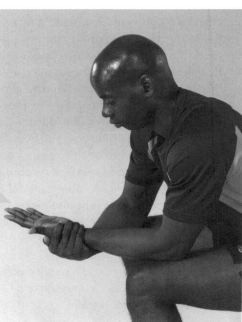

FIGURA 6.48 Autoalongamento dos pronadores do antebraço.

Capítulo 7

Rotina de Alongamentos para Atividades Específicas

As evidências mostram que alguns tipos de alongamento realizados imediatamente antes de uma atividade desportiva podem diminuir a potência explosiva e a velocidade. Pesquisas sobre os efeitos do alongamento pré-atividade na resistência não foram definitivas. Por uma questão de prudência, a maior parte dos profissionais do condicionamento agora recomenda que o alongamento pré-atividade seja restrito ao alongamento dinâmico como parte de uma rotina de aquecimento global. O alongamento pós-atividade não tem nenhum efeito prejudicial sobre o desempenho futuro e pode ser útil para restaurar os músculos ao seu comprimento e tônus ideais.

O alongamento é mais eficaz se os músculos forem aquecidos primeiro. Se você optar por alongar antes do exercício, sugere-se a realização de 5 a 15 minutos de atividade leve para aquecer antes de alongar.

Temos uma tendência natural a passar mais tempo alongando o primeiro braço, perna ou área; e como é natural alongar o lado mais fácil primeiro, o lado mais encurtado geralmente recebe menos atenção. Para combater isso, concentre-se em alongar primeiro o seu lado mais encurtado. Isto irá ajudá-lo a obter uma flexibilidade geral equilibrada.

A prática regular é a parte mais importante de qualquer programa de flexibilidade.

Realize dois ou três ciclos de alongamento para cada músculo, o que levará de 30 a 45 segundos no total.

Cada esporte impõe exigências específicas sobre o corpo em termos de força e flexibilidade. A melhor abordagem para aprimorar o desempenho e ficar livre de lesões é desenvolver força e flexibilidade equilibradas em todo o corpo. As rotinas a seguir abordam os principais grupos musculares envolvidos em atividades específicas. Em certa medida, o agrupamento dos alongamentos é arbitrário, e você pode decidir se precisa adicionar ou retirar alongamentos para atender à sua situação específica.

SEQUÊNCIA A SER REALIZADA DIARIAMENTE

Rotina: 14 autoalongamentos em cada lado; tempo aproximado de realização: 15 a 18 minutos

Os alongamentos agrupados aqui são uma excelente maneira de começar e terminar o dia. Na parte da manhã, eles vão ajudá-lo a energizar e aquecer seu corpo. Quando feitos à noite, vão ajudá-lo a relaxar e dispersar as tensões do dia.

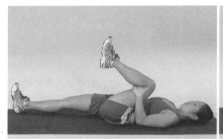

1 Glúteo máximo
página 94

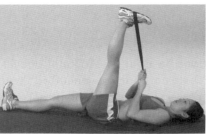

2 Isquiotibiais
página 92

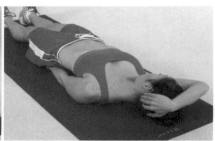

3 Parte descendente do trapézio
página 77

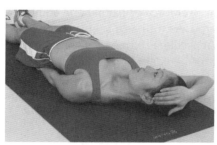

4 Escalenos
página 82

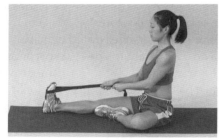

5 Gastrocnêmios
página 120

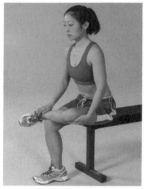

6 Piriforme
página 101

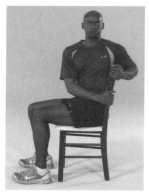

7 Oblíquos do abdome
página 63

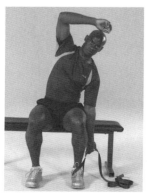

8 Quadrado do lombo
página 66

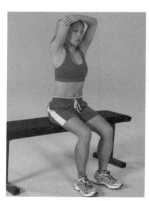

9 Tríceps braquial
página 158

Capítulo 7 ■ Rotina de Alongamentos para Atividades Específicas 171

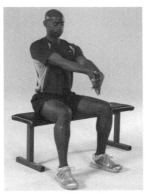
10 **Flexores do punho**
página 161

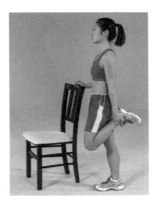
11 **Quadríceps femoral**
página 116

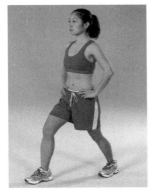
12 **Flexores do quadril**
página 97

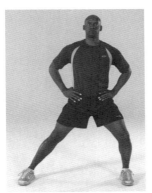
13 **Adutores do quadril**
página 112

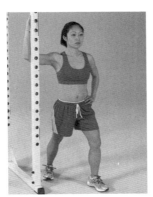
14 **Peitoral maior**
página 150

CICLISMO

Rotina: 14 autoalongamentos em cada lado; tempo aproximado de realização: 15 a 18 minutos

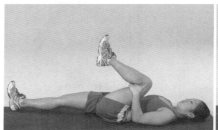

1 **Glúteo máximo**
página 94

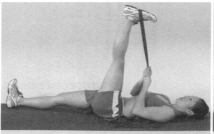

2 **Isquiotibiais**
página 92

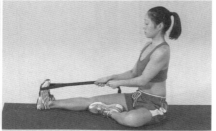

3 **Gastrocnêmios**
página 120

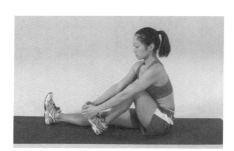

4 **Sóleo**
página 121

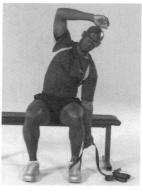

5 **Quadrado do lombo**
página 66

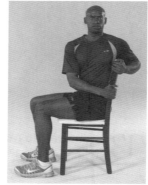

6 **Oblíquos do abdome**
página 63

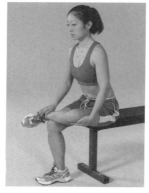

7 **Piriforme**
página 101

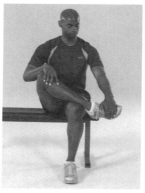

8 **Tibial anterior**
página 123

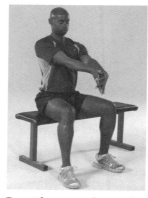

9 **Flexores do punho**
página 161

Capítulo 7 ■ Rotina de Alongamentos para Atividades Específicas 173

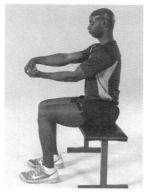
10 **Extensores do punho**
página 163

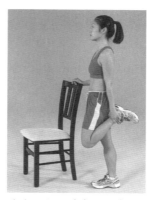
11 **Quadríceps femoral**
página 116

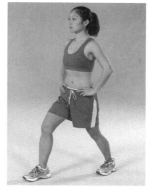
12 **Flexores do quadril**
página 97

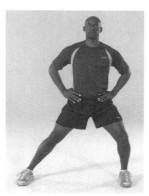
13 **Adutores do quadril**
página 112

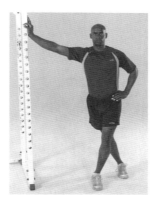
14 **Abdutores do quadril**
página 108

GOLFE

Rotina: 15 autoalongamentos em cada lado; tempo aproximado de realização: 16 a 20 minutos

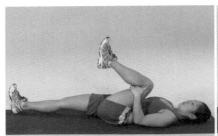

1 **Glúteo máximo**
página 94

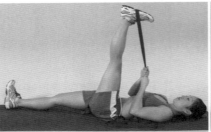

2 **Isquiotibiais**
página 92

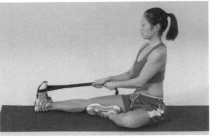

3 **Gastrocnêmios**
página 120

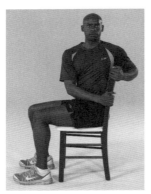

4 **Oblíquos do abdome**
página 63

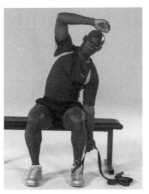

5 **Quadrado do lombo**
página 66

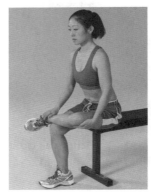

6 **Piriforme**
página 101

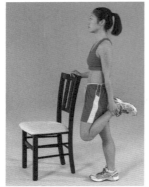

7 **Quadríceps femoral**
página 116

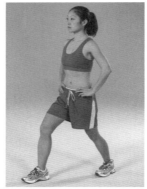

8 **Flexores do quadril**
página 97

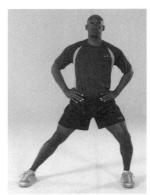

9 **Adutores do quadril**
página 112

Capítulo 7 ■ Rotina de Alongamentos para Atividades Específicas 175

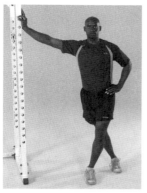

10 Abdutores do quadril
página 108

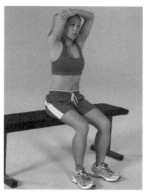

11 Tríceps braquial
página 158

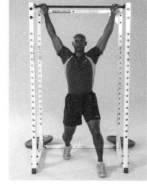

12 Latíssimo do dorso
página 152

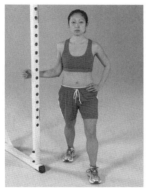

13 Subescapular
página 137

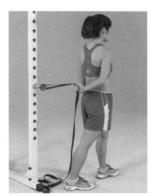

14 Infraespinal
página 139

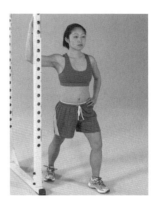

15 Peitoral maior
página 150

HÓQUEI NO GELO

Rotina: 10 autoalongamentos em cada lado; tempo aproximado de realização: 10 a 12 minutos

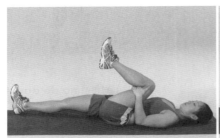

1 Glúteo máximo
página 94

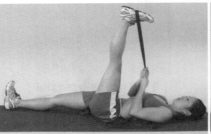

2 Isquiotibiais
página 92

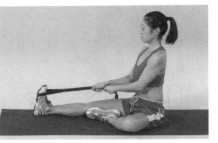

3 Gastrocnêmios
página 120

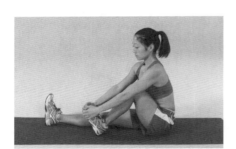

4 Sóleo
página 121

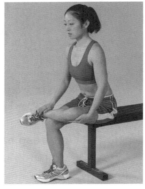

5 Piriforme
página 101

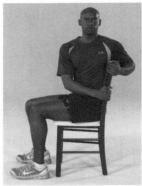

6 Oblíquos do abdome
página 63

Capítulo 7 ■ Rotina de Alongamentos para Atividades Específicas 177

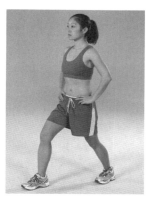

7 **Flexores do quadril**
página 97

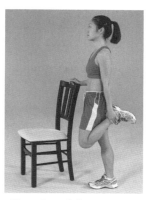

8 **Quadríceps femoral**
página 116

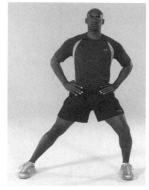

9 **Adutores do quadril**
página 112

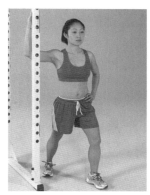

10 **Peitoral maior**
página 150

CORRIDA

Rotina: 11 autoalongamentos de cada lado; tempo aproximado de realização: 10 a 12 minutos

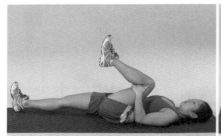

1 **Glúteo máximo**
página 94

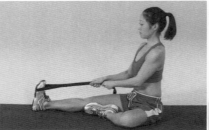

2 **Gastrocnêmios**
página 120

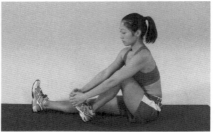

3 **Sóleo**
página 121

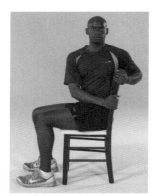

4 **Oblíquos do abdome**
página 63

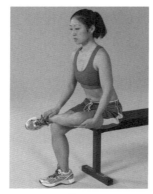

5 **Piriforme**
página 101

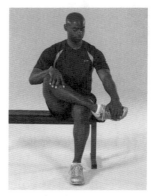

6 **Tibial anterior**
página 123

Capítulo 7 ■ Rotina de Alongamentos para Atividades Específicas 179

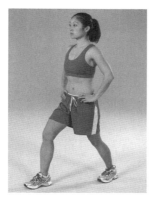

7 **Flexores do quadril**
página 97

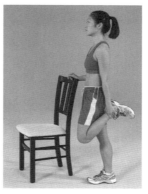

8 **Quadríceps femoral**
página 116

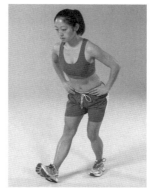

9 **Isquiotibiais**
página 93

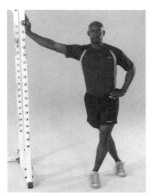

10 **Abdutores do quadril**
página 108

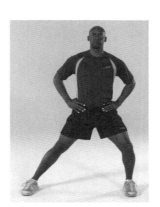

11 **Adutores do quadril**
página 112

NATAÇÃO

Rotina: 16 autoalongamentos de cada lado; tempo aproximado de realização: 16 a 20 minutos

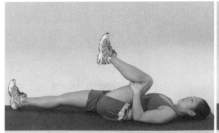

1 Glúteo máximo
página 94

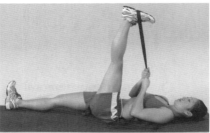

2 Isquiotibiais
página 92

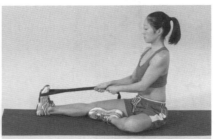

3 Gastrocnêmios
página 120

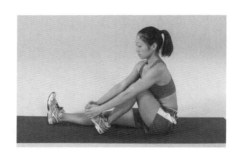

4 Sóleo
página 121

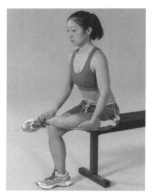

5 Piriforme
página 101

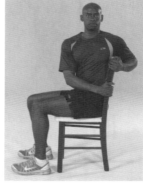

6 Oblíquos do abdome
página 63

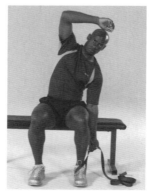

7 Quadrado do lombo
página 66

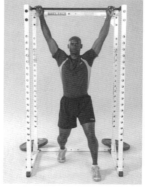

8 Latíssimo do dorso
página 152

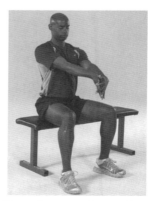

9 Flexores do punho
página 161

Capítulo 7 ■ Rotina de Alongamentos para Atividades Específicas 181

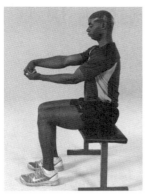
10 **Extensores do punho**
página 163

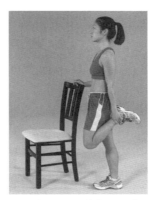
11 **Quadríceps femoral**
página 116

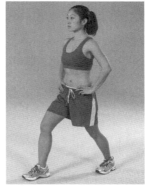
12 **Flexores do quadril**
página 97

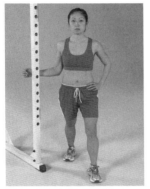
13 **Subescapular**
página 137

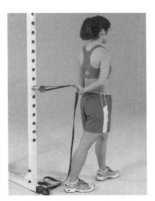
14 **Infraespinal**
página 139

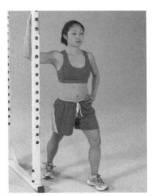
15 **Peitoral maior**
página 150

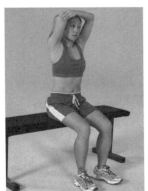
16 **Tríceps braquial**
página 158

ESPORTES QUE ENVOLVEM ARREMESSOS E RAQUETES

Rotina: 18 autoalongamentos em cada lado; tempo aproximado de realização: 15 a 18 minutos

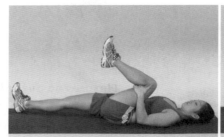

1 **Glúteo máximo**
página 94

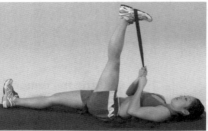

2 **Isquiotibiais**
página 92

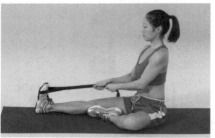

3 **Gastrocnêmios**
página 120

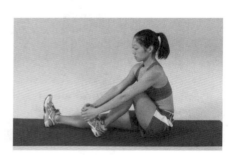

4 **Sóleo**
página 121

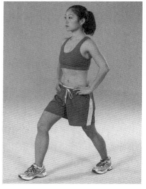

5 **Flexores do quadril**
página 97

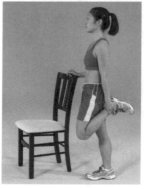

6 **Quadríceps femoral**
página 116

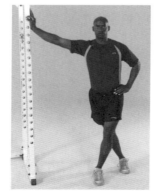

7 **Abdutores do quadril**
página 108

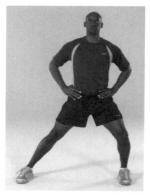

8 **Adutores do quadril**
página 112

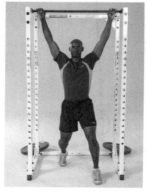

9 **Latíssimo do dorso**
página 152

Capítulo 7 ■ Rotina de Alongamentos para Atividades Específicas 183

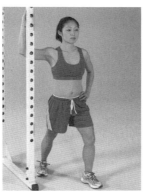 10 **Peitoral maior** página 150

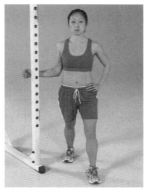 11 **Subescapular** página 137

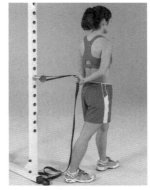 12 **Infraespinal** página 139

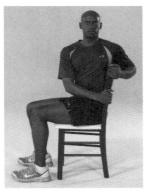 13 **Oblíquos do abdome** página 63

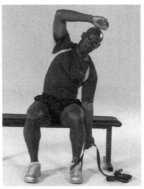 14 **Quadrado do lombo** página 66

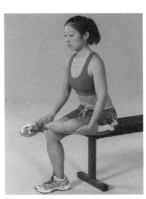 15 **Piriforme** página 101

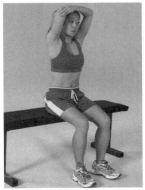 16 **Tríceps braquial** página 158

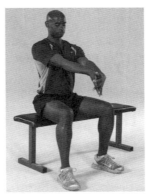 17 **Flexores do punho** página 161

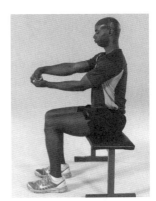 18 **Extensores do punho** página 163

ARTICULAÇÕES "ENFERRUJADAS"

Rotina: 14 autoalongamentos em cada lado; tempo aproximado de realização: 15 a 18 minutos

À medida que se envelhece, tende-se a perder a flexibilidade, dificultando os movimentos do corpo. Isso desencadeia uma espiral descendente viciosa, que pode levar a amplitudes de movimento severamente restringidas, perda de força e falta de equilíbrio. Estes alongamentos são excelentes para manter ou restaurar a mobilidade articular, a força muscular e a coordenação. Também podem ajudar a aliviar a dor.

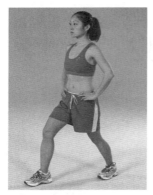

1 **Flexores do quadril**
página 97

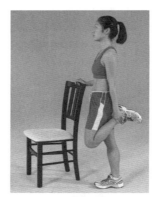

2 **Quadríceps femoral**
página 116

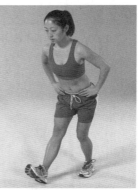

3 **Isquiotibiais**
página 93

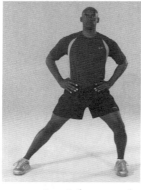

4 **Adutores do quadril**
página 112

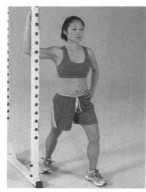

5 **Peitoral maior**
página 150

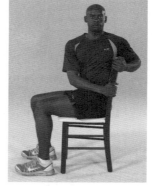

6 **Oblíquos do abdome**
página 63

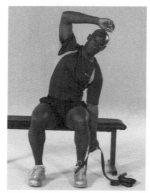

7 **Quadrado do lombo**
página 66

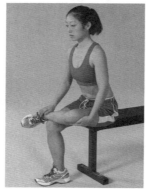

8 **Piriforme**
página 101

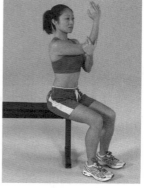

9 **Romboides**
página 146

Capítulo 7 ■ Rotina de Alongamentos para Atividades Específicas 185

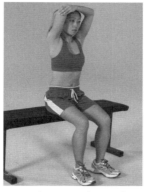

10 Tríceps braquial
página 158

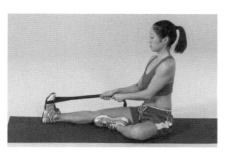

11 Gastrocnêmios
página 120

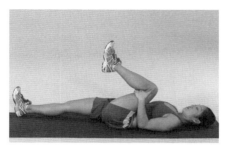

12 Glúteo máximo
página 94

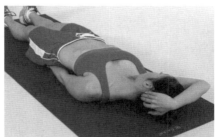

13 Parte descendente
do trapézio
página 77

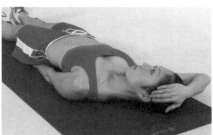

14 Escalenos
página 82

Apêndice

Termos Anatômicos

Este apêndice é um breve compêndio dos conceitos e termos comumente utilizados no estudo da anatomia humana e cinesiologia. Inclui informações sobre posição anatômica, planos de movimento, variedades de movimento articular, localização anatômica comparativa e tipos de articulação específicas relevantes para o alongamento.

POSIÇÃO ANATÔMICA

Na anatomia humana, todas as descrições de posição e movimento são baseadas na suposição de que o corpo está na posição anatômica. A posição anatômica consiste em ficar em posição ortostática com os pés unidos, a cabeça e os olhos voltados para frente, com os braços na lateral do corpo e rodados de modo que as palmas das mãos estão voltadas para frente (ver figura a seguir).

PLANOS DE MOVIMENTO

Existem três planos de movimento principais: sagital, frontal e transversal (ver figura a seguir). Estes planos são linhas imaginárias que passam pelo corpo; eles representam as direções nas quais o corpo humano é capaz de se mover.

- **Plano sagital:** divide o corpo em lados direito e esquerdo. O movimento ao longo do plano sagital é flexão ou extensão.
- **Plano frontal:** divide o corpo em lados anterior e posterior (frente e costas). O movimento ao longo do plano frontal é adução ou abdução.
- **Plano transversal**: divide o corpo em partes superior e inferior (em cima ou embaixo). O movimento ao longo do plano transversal é a rotação medial ou lateral.

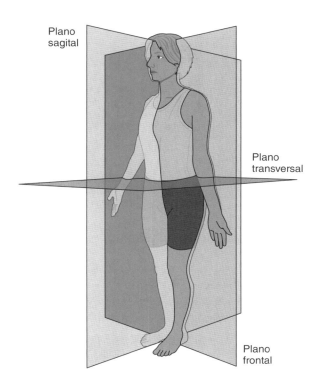

Todos os movimentos ocorrem ao longo de um (ou mais) destes três planos. O movimento triplanar é qualquer movimento que ocorra ao longo dos três planos (isto inclui a maior parte das atividades diárias). Os padrões em espiral-diagonal da facilitação neuromuscular proprioceptiva (FNP) são triplanares.

DESCRIÇÃO DO MOVIMENTO

As descrições do movimento humano são baseadas na posição anatômica como ponto de partida. Qualquer movimento articular tem um movimento oposto, de modo que os termos que descrevem o movimento geralmente são pareados.

Adução e abdução

A adução e a abdução se referem a uma mudança de posição em relação à linha média do corpo. A adução significa mover um membro em direção à linha média, como ao unir as pernas para assumir uma posição de sentido. A abdução é o oposto, como ao abrir as pernas em pé. Os movimentos de adução e abdução ocorrem no plano frontal.

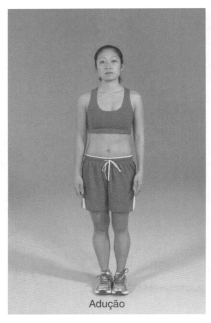

Adução

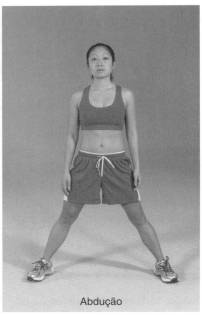

Abdução

Dorsiflexão e flexão plantar

A dorsiflexão e a flexão plantar se referem ao movimento do pé e do tornozelo em relação à perna. Na dorsiflexão, o pé e os artelhos se aproximam da parte anterior da perna, como ao tirar o pé do pedal do acelerador de seu carro. A flexão plantar faz o pé e os artelhos se afastarem da parte anterior da perna, como ao pisar no acelerador.

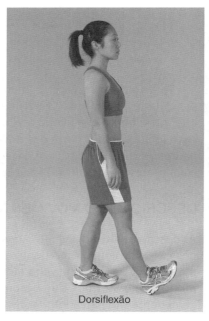

Dorsiflexão

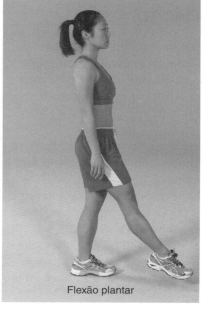

Flexão plantar

Elevação e depressão

Esta combinação de movimento é mais comumente vista na escápula. A elevação é o movimento da escápula (ombro) para cima (ou superior). A depressão é o movimento da escápula para baixo (ou inferior).

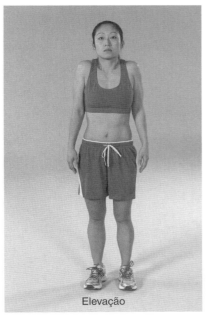
Elevação

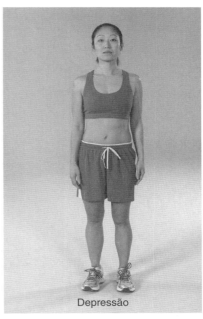
Depressão

Flexão e extensão

A flexão e a extensão descrevem uma mudança no ângulo relativo de uma articulação. A flexão normalmente envolve o fechamento do ângulo da articulação, como na flexão de cotovelo. A extensão é o oposto, esticando o cotovelo. Os movimentos de flexão e de extensão ocorrem no plano sagital.

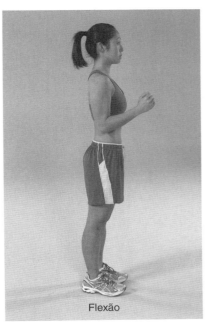
Flexão

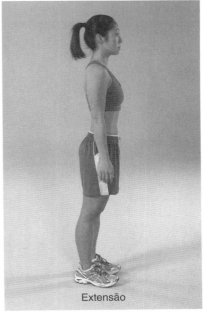
Extensão

Inversão e eversão

A inversão e a eversão ocorrem no antepé. A inversão roda a planta do pé em direção à linha média, levando o lado do dedo mínimo a se apoiar no chão; a eversão roda a planta do pé para longe da linha média.

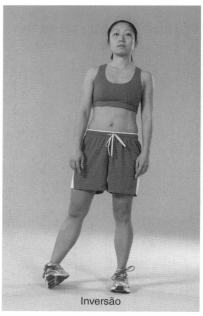
Inversão

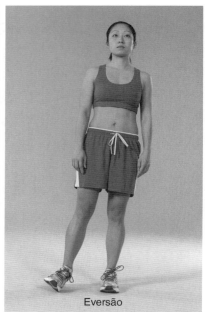
Eversão

Rotação lateral e rotação medial

A rotação lateral e a rotação medial ocorrem nos membros, principalmente nos quadris e nos ombros. A rotação lateral é um movimento giratório afastando-se da linha média. Na posição anatômica, o braço está posicionado em rotação lateral (rotação com as palmas voltadas para frente). A rotação medial é um movimento giratório em direção à linha média. Quando os braços estão rodados de modo que as palmas das mãos ficam voltadas para trás, eles estão em rotação medial. A rotação é o movimento no plano transversal.

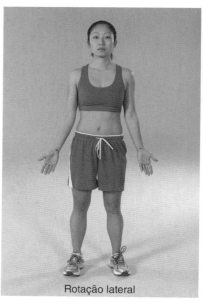
Rotação lateral

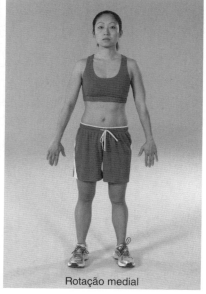
Rotação medial

Pronação e supinação

A pronação e a supinação se referem à rotação do antebraço (independentemente da rotação do úmero). Com o cotovelo flexionado, a pronação roda a palma da mão para baixo, e a supinação roda a palma da mão para cima.

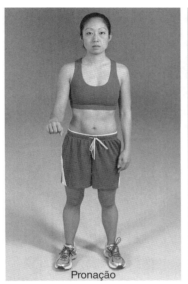
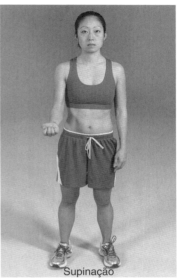

A pronação e a supinação também descrevem o movimento no pé e no tornozelo. Embora muitas vezes usadas de maneira intercambiável com a inversão e a eversão, a pronação e a supinação são mais complexas. A pronação é uma combinação de eversão, dorsiflexão e abdução do pé e do tornozelo, enquanto a supinação combina inversão, flexão plantar e adução.

Protração e retração

A protração e a retração costumam se referir ao movimento das escápulas. A protração pode ser pensada como o movimento da escápula afastando-se da coluna vertebral, ou como o movimento anterior da escápula em conjunto com o movimento do braço de alcançar para frente. A retração ocorre quando as escápulas se aproximam da coluna vertebral, como na posição de sentido.

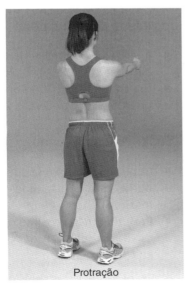
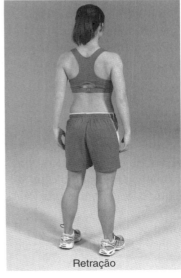

DESCRIÇÃO DA LOCALIZAÇÃO RELATIVA

Ao descrever a relação posicional relativa entre duas estruturas anatômicas, o ponto de referência padrão é a posição anatômica. Esta figura mostra as localizações anatômicas e o texto a seguir fornece mais detalhes.

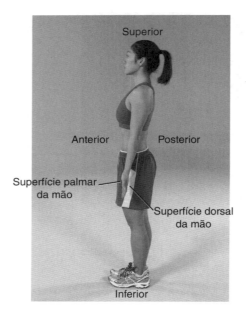
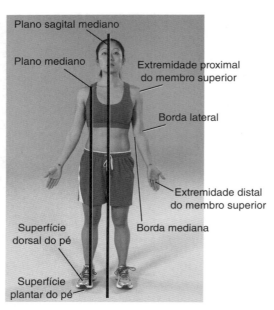

Anterior e posterior

- Anterior: na frente (p. ex., os músculos abdominais são anteriores à coluna vertebral).
- Posterior: atrás (p. ex., a coluna vertebral é posterior aos abdominais).

Lateral e medial

- Lateral: afastado da linha média do corpo (p. ex., a banda IT está no aspecto lateral da coxa).
- Medial: em direção à linha média do corpo (p. ex., os músculos da virilha estão no aspecto medial da coxa).

Proximal e distal

- Proximal: perto do ponto de referência, geralmente um ponto de inserção, ou do centro do corpo (p. ex., a inserção proximal do músculo bíceps femoral está no túber isquiático; o fêmur é proximal à fíbula).
- Distal: distante do ponto de referência ou do centro do corpo (p. ex., a inserção distal do músculo bíceps femoral está na fíbula; a fíbula encontra-se distalmente ao fêmur).

Superior e inferior

- Superior: acima (p. ex., os olhos são superiores à boca).
- Inferior: abaixo (p. ex., a boca é inferior aos olhos).

Ipsilateral e contralateral

- Ipsilateral: no mesmo lado (p. ex., o braço direito é ipsilateral à perna direita).
- Contralateral: no lado oposto (p. ex., o braço esquerdo é contralateral à perna direita).

Superficial e profundo

- Superficial: perto da superfície ou em relação à outra coisa (p. ex., a pele é superficial ao glúteo máximo).
- Profundo: não próximo da superfície ou em relação à outra coisa (p. ex., o piriforme é profundo ao glúteo máximo).

TIPOS DE ARTICULAÇÕES RELEVANTES PARA O ALONGAMENTO

No ponto em que dois ossos se conectam há uma articulação. Existem três categorias principais de articulações.

- **Articulações fibrosas (fixas).** As articulações fibrosas unem os ossos entre si, mas permitem pouco ou nenhum movimento. As articulações do tipo sutura em que os ossos do crânio se unem são exemplos de articulações fibrosas.
- **Articulações cartilaginosas.** As articulações cartilaginosas unem ossos entre si com cartilagem e permitem movimentos muito limitados. As costelas se inserem nas vértebras da coluna vertebral por meio de articulações cartilaginosas.
- **Articulações sinoviais.** As articulações sinoviais são o tipo mais comum de articulação do corpo e são construídas para o movimento. As superfícies articulares dos ossos são envolvidas por uma cápsula articular cheia de líquido sinovial que atua como um lubrificante.

Existem sete tipos de articulações sinoviais, três das quais são mais relevantes em relação ao alongamento e que são mostradas na figura a seguir.

- **Articulações elipsóideas.** As articulações elipsóideas são as articulações mais móveis, que permitem o movimento em quase qualquer direção. O ombro e o quadril são articulações elipsóideas.
- **Articulações em gínglimo.** As articulações em gínglimo permitem o movimento em apenas uma direção. O joelho e o cotovelo são articulações em gínglimo.
- **Articulações trocóideas.** As articulações trocóideas rodam em torno de um eixo conforme um osso gira em torno de outro. O rádio e a ulna podem rodar em torno um do outro no antebraço (pronação e supinação).

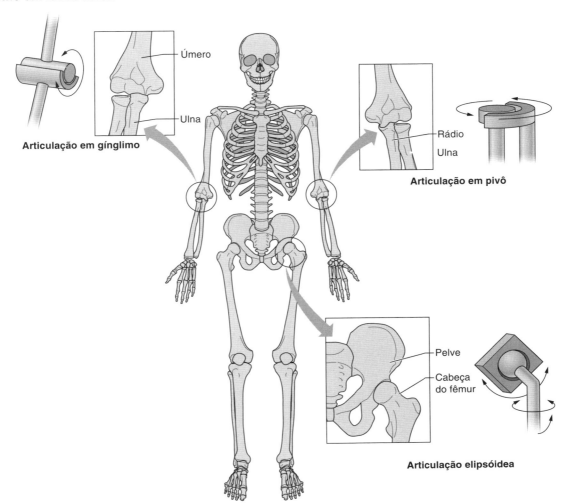

Referências Bibliográficas

Adler, S., Beckers, D., and Buck, M. 1993. PNF *in practice: An illustrated guide*. Berlim: Springer-Verlag.

Alter, M. 2004. *Science of flexibility*. 3a ed. Champaign, IL: Human Kinetics.

Anderson, B. 2000. *Stretching: 20th anniversary*. Bolinas, CA: Shelter.

Andrews, J.R., Harrelson, G.L., and Wilk, K.E. 2004. *Physical rehabilitation of the injured athlete*. 3a ed. Filadélfia: Saunders.

Baechle, T.R., and Earle, R.W. 2008. *Essentials of strength training and conditioning*. 3a ed. Champaign, IL: Human Kinetics.

Beaulieu, J.E. 1981. Developing a stretching program. *Phys Sports Med* 9 (11): 59-69.

Behm, D.G., and Chaouachi, A. 2011. A review of the acute effects of static and dynamic stretching on performance. *Eur J Appl Physiol* 111 (11): 2633-51.

Bishop, D. 2003a. Warm up I: Potential mechanisms and the effects of passive warm up on exercise performance. *Sports Med* 33 (6): 439-54.

Bishop, D. 2003b. Warm up II: Performance changes following active warm up and how to structure the warm up. *Sports Med* 33 (7): 483-98.

Chaitow, L. 2006. *Muscle energy techniques*. 3a ed. Nova York: Churchill Livingstone.

Chalmers, G. 2002. Do Golgi tendon organs really inhibit muscle activity at high force levels to save muscles from injury, and adapt with strength training? *Sports Biomech* 1:239-49.

Chalmers, G. 2004. Re-examination of the possible role of Golgi tendon organ and muscle spindle reflexes in proprioceptive neuromuscular facilitation muscle stretching. *Sports Biomech* 3 (1): 159-83.

Cornelius, W.L., and Craft-Hamm, K. 1988. Proprioceptive neuromuscular facilitation flexibility techniques: Acute effects on arterial blood pressure. *Phys Sports Med* 16 (4): 152-61.

Fairclough, J., Hayashi, K., Toumi, H., Lyons, K., Bydder, G., Phillips, N., Best, T., and Benjamin, M. 2007. Is iliotibial band syndrome really a friction syndrome? *J Sci Med Sport* 10:74-76. doi: 10.1016/j.jsams.2006.05.017

Gallo, J. 2012. Private communication.

Grant, K.E. 1997. Tender loving care for dancer's legs. *TACtalk* 22 (1): 1-5.

Holt, L.E. 1976. *Scientific stretching for sport* (3-S). Halifax, NS: Sport Research.

Hultborn, H. 2001. State-dependent modulation of sensory feedback. *J Physiol* 533 (pt. 1): 5-13.

Janda, V. 1983. *Muscle function testing*. Londres: Butterworths.

Kisner, C., and Colby, L.A. 2002. *Therapeutic exercise: Foundations and techniques*. 5a ed. Filadélfia: Davis.

Langevin, H., and Huijing, P. 2009. Communicating about fascia: History, pitfalls, and recommendations. *Int J Ther Massage Bodywork: Res Ed Practice* 2 (4): 3-8. doi:10.3822/ijtmb.v2i4.63

Lewit, K. 1999. *Manipulative therapy in rehabilitation of the motor system*. 3a ed. Londres: Butterworths.

Liebenson, C. 2006. *Rehabilitation of the spine: A practitioner's manual*. 2a ed. Baltimore: Williams and Wilkins.

Mattes, A. 2000. *Active isolated stretching: The Mattes method*. Sarasota, FL: Author.

Moore, M.A., and Hutton, R.S. 1980. Electromyographic investigation of muscle stretching techniques. *Med Sci Sports Ex* 12:322-29.

Murphy, D.R. 1994. Dynamic range of motion training: An alternative to static stretching. *Chiropractic Sports Med* 8:59-66.

Myers, T. 1998. Poise: Psoas–piriformis balance. MASSAGE Magazine 72 (março/abril): 72-83.

Myers, T. 2008. Anatomy trains. 2a ed. Londres: Churchill Livingstone.

Myers, T. 2011. Dynamic ligaments. MASSAGE Magazine 190 (março): 58-63.

Sheard, P.W., and Paine, T.J. 2010. Optimal contraction intensity during proprioceptive neuromuscular facilitation for maximal increase of range of motion. J Strength Cond Res 24 (2): 416-21.

Sherrington, C. 1947. The integrative action of the nervous system. 2a ed. New Haven: Yale University Press.

Simic, L., Sarabon, N., and Markovic, G. 2013. Does pre-exercise static stretching inhibit maximal muscular performance? A meta-analytical review. Scand J Med Sci Sports 23 (2): 131-48.

Surburg, P.R. 1981. Neuromuscular facilitation techniques in sports medicine. Phys Sports Med 9 (9): 115-27.

van der Wal, J. 2009. The architecture of the connective tissue in the musculoskeletal system: An often overlooked functional parameter as to proprioception in the locomotor apparatus. Int J Ther Massage Bodywork: Res Ed Practice 2 (4): 9-23.

Voss, D., Ionta, M., and Myers, B. 1985. Proprioceptive neuromuscular facilitation. 3a ed. Filadélfia: Harper & Row.

Weppler, C.H., and Magnusson, S.P. 2010. Increasing muscle extensibility: A matter of increasing length or modifying sensation? Phys Ther 90 (3): 438-49.

Zehr, E.P. 2006. Training-induced adaptive plasticity in human somatosensory reflex pathways. J Appl Physiol 101:1783-94.

ÍNDICE REMISSIVO

A

Adutores de quadril
  alongamento 23
Alongamento facilitado 1, 7, 15, 19, 33
  diretrizes 20
  principais diferenças 20
  reflexos relevantes 7
  segurança 24
  sequência 23
Alongamento por inibição recíproca 11
Alongamentos 1, 3, 8, 27, 35, 37, 57, 87, 133, 169
  abdutores de quadril 105
  adutores de quadril 109
  "afivelar o cinto de segurança" 41
  ativo 10
  bíceps braquial 156
  "chute do futebol" 35
  contração-relaxamento 17
  cotovelo 154
  "desembainhar uma espada" 43
  dinâmico 11
  diretrizes 12
  escalenos 80
  espiral-diagonal 57
  estabilizadores da escápula 142
  estático 10
  esternocleidomastóideo 78
  extensores de joelho 113
  extensores de quadril 88
  flexor de quadril 95
  glúteo máximo 93
  levantador da escápula 85
  manguito rotador 134
  manutenção-relaxamento 18
  manutenção-relaxamento-contração do agonista 19
  membro Inferior 87
  membros superiores 39
  membro Superior 133
  músculos oblíquos do abdome 62
  padrão espiral 27, 57
  passivo 10
  "pegar o cinto de segurança" 40
  peitoral maior 149
  pescoço 70
  piriforme 98
  por FNP 12
  princípios básicos 3
  pronadores de antebraço 164
  psoas 96
  punho e mão 159
  reflexo miotático 8
  região lombar 64
  "retirada dos artelhos" 37
  rotadores mediais de quadril 102
  rotinas para atividades específicas 169
  sem dor 13
  snowplow 38
  suboccipitais 83
  supinador de antebraço 164
  técnicas 1
  trapézio superior 75
  tríceps braquial 157
Amplitude de movimento (ADM) 27, 57, 133
  da cabeça e do pescoço. 74
Aquecimentos 1
  dinâmicos 1
Articulações "enferrujadas"
  alongamentos 184
Autoalongamento 36, 44, 92, 170
  abdutores de quadril 108
  adutores de quadril 112
  bíceps braquial 156
  "chute do futebol" 36
  "desembainhar uma espada" 44
  "embainhar uma espada" 44
  glúteo máximo 94
  isquiotibiais 92
  músculos oblíquos do abdome 63
  piriforme 100

princípios 24
psoas 97
tríceps braquial 158

C

Ciclismo
  Alongamentos 172
Colágeno 3
Contrações musculares
  concêntricas 7
  excêntricas 7
  isométricas 7
Contrações musculares 7
Corrida
  alongamentos 178

D

Dynament ("ligamento dinâmico") 4, 5

E

Empoderamento do paciente 21
Esportes que envolvem arremessos e raquetes
  alongamentos 182
Estabilizadores da escápula 133
Exercícios de fortalecimento 46
  membros inferiores 51
  membros superiores 46

F

Facilitação Neuromuscular Proprioceptiva (FNP) 1, 15, 26, 57
  contração do agonista 17
  contração-relaxamento 17
  manutenção-relaxamento 18
  movimento espiral-diagonal 16
  padrões em espiral-diagonal 27
  técnicas de alongamento 16
Faixa elástica 1
Fáscia 4, 6
  profunda 4
  superficial 4
Fibras colágenas 3
Flexibilidade
  variação 13
Fraqueza muscular 14
Função neuromuscular 22
Fusos musculares 8

G

Golfe
  alongamentos 174

H

Hóquei no gelo
  alongamentos 176

I

Importância do posicionamento 22, 23
Incentivo à respiração normal 22
Inibição recíproca 8, 9
Interações musculares 6
Isquiotibiais 9

L

Ligamentos 4

M

Manguito rotador 133
Membro inferior 31
Membro superior 29
Movimento espiral-diagonal 28
Músculos 1
  abdutores de quadril 105
  acionamento 22
  adutores de quadril 110
  agonistas 6
  antagonistas 6
  antebraço 165
  bíceps braquial 155
  cardíaco 6
  encurtados 13
  esquelético 6
  estabilizadores da escápula 143
  excentricamente estressados 13
  extensores de joelho 113
  extensores de quadril 89
  flexores de quadril 95
  hipertônicos 13
  iliopsoas 28
  liso 6
  manguito rotador 135
  membro superior 148
  oblíquos do abdome 61
  parte cervical da coluna vertebral 72
  parte inferior das costas 61
  punho e mão 160
  região cervical 71
  rotadores laterais de quadril 98
  rotadores mediais de quadril 103
  sartório 28
  sinergistas 7
  tecido muscular 6
  tibial anterior 28
  tríceps braquial 155

N

Natação
  alongamentos 180

P

Padrões básicos de FNP 28
  diagonal dois (D2) 28
  diagonal um (D1) 28
Padrões em espiral-diagonal 1, 27
Posição inadequada 23

Q

quadríceps femoral 9

R

Reflexo de alongamento inverso 8
Relaxamento pós-isométrico 18

S

Síndrome cruzada 13, 14
  inferior 14
  superior 14

T

Tecido conjuntivo 3, 4
Tecidos moles 1, 3
Técnica de energia muscular 11
Técnica de Lewit 11
Tendões 4, 5, 6

Sobre os Autores

Robert McAtee, BA, LMT, CSCS, C-PT, é massoterapeuta do esporte desde 1981, especializado em massagem terapêutica ortopédica e desportiva. Desde 1988 ele mantém uma prática ativa de massagem desportiva internacional em Colorado Springs, Colorado.

McAtee tem utilizado técnicas de alongamento facilitado com clientes e atletas desde 1986. Ele ensina alongamento facilitado e massagem desportiva em seminários por todos os Estados Unidos e internacionalmente para massoterapeutas, treinadores desportivos, *personal trainers*, quiropratas, atletas e treinadores de nível olímpico, além de atletas amadores.

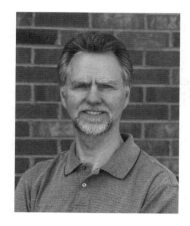

McAtee recebeu seu treinamento de massagem no Institute for Psycho-Structural Balancing (IPSB) em Los Angeles e San Diego (1981-82) e no Sports Massage Training Institute (SMTI) em Costa Mesa, Califórnia (1986). Ele é bacharel em psicologia pela California State University (1974), possui certificação nacional em massagem terapêutica e trabalhos corporais (1992), é especialista certificado em condicionamento e força muscular (1998) e *personal trainer* certificado. Ele é membro ativo da American Massage Therapy Association desde 1988.

Palestrante principal e conferencista de destaque em inúmeras convenções internacionais, McAtee também apresenta regularmente *workshops* nacionais e internacionais sobre os tópicos de alongamento facilitado, massagem e cuidados com lesões de tecidos moles. Para obter mais informações, acesse: www.stretchman.com.

Jeff Charland, PT, ATC, CSCS, GDMT, graduou-se em 1983 no programa de fisioterapia da Universidade de Wisconsin em Madison, onde também competiu como *wrestler* universitário com uma bolsa de estudos. Iniciando em 1987, Charland lecionou nas áreas de medicina esportiva, reabilitação e avaliação e tratamento de distúrbios do tecido neural. Ele foi treinador de equipe e viajou internacionalmente com as equipes nacionais e olímpicas das Federações de judô e de *wrestling* dos Estado Unidos.

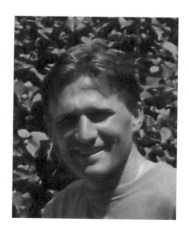

Charland concluiu o programa de pós-graduação em terapia manipulativa na Curtin University em Perth, na Austrália Ocidental, sob a direção de Bob Elvey, fisioterapeuta de renome mundial. Foi treinador desportivo certificado pela National Athletic Trainers' Association (NATA) e especialista certificado em força e condicionamento (CSCS) pela National Strength and Conditioning Association (NSCA). Em 1997, obteve certificação em técnicas de liberação ativa. Também atuou como diretor de uma clínica de fisioterapia esportiva em Colorado Springs, Colorado. Charland faleceu em dezembro de 2004; entretanto, suas contribuições às edições precedentes foram significativas e continuam sendo apreciadas.